Control del cáncer
Aplicación de los conocimientos
Guía de la OMS para desarrollar programas eficaces

Política y abogacía

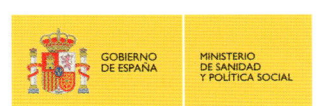

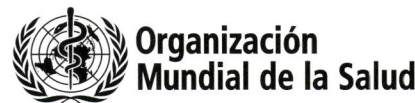

Catalogación por la Biblioteca de la OMS

Política y abogacía.
(Control del cáncer: aplicación de los conocimientos; guía de la OMS para desarrollar programas eficaces; módulo 6.)
1. Neoplasias – diagnóstico. 2. Formulación de políticas. 3. Planificación de la salud. 4. Programas nacionales de salud: organización y administración. 5. Directrices. I. Organización Mundial de la Salud. II. Serie.
ISBN 9 78 924 354752 7 (Clasificación NLM: QZ 200)
Depósito legal: M-8545-2010

© Organización Mundial de la Salud, 2007
Se reservan todos los derechos. Las publicaciones de la Organización Mundial de la Salud pueden solicitarse a Ediciones de la OMS, Organización Mundial de la Salud, 20 Avenue Appia, 1211 Ginebra 27, Suiza (tel.: +41 22 791 3264; fax: +41 22 791 4857; correo electrónico: bookorders@who.int). Las solicitudes de autorización para reproducir o traducir las publicaciones de la OMS -ya sea para la venta o para la distribución sin fines comerciales- deben dirigirse a Ediciones de la OMS, a la dirección precitada (fax: +41 22 791 4806; correo electrónico: permissions@who.int).

Las denominaciones empleadas en esta publicación y la forma en que aparecen presentados los datos que contiene no implican, por parte de la Organización Mundial de la Salud, juicio alguno sobre la condición jurídica de países, territorios, ciudades o zonas, o de sus autoridades, ni respecto del trazado de sus fronteras o límites. Las líneas discontinuas en los mapas representan de manera aproximada fronteras respecto de las cuales puede que no haya pleno acuerdo.

La mención de determinadas sociedades mercantiles o de nombres comerciales de ciertos productos no implica que la Organización Mundial de la Salud los apruebe o recomiende con preferencia otros análogos no mencionados. Salvo error u omisión, las denominaciones de productos patentados llevan letra inicial mayúscula.

La Organización Mundial de la Salud ha adoptado todas las precauciones razonables para verificar la información que figura en la presente publicación; no obstante, el material publicado se distribuye sin garantía de ningún tipo, ni explícita ni implícita. El lector es responsable de la interpretación y uso que haga de ese material, y en ningún caso, la Organización Mundial de la Salud podrá ser considerada responsable de daño alguno causado por su utilización.

El módulo de Política y abogacía de la serie de control del cáncer ha sido producido bajo la dirección de Ala Alwan (Director General Adjunto, Enfermedades No Transmisibles y Salud Mental), Serge Resnikoff (Coordinador, Prevención y Control de Enfermedades Crónicas) y Cecilia Sepúlveda (Prevención y Gestión de Enfermedades Crónicas, coordinadora de todos los módulos de la serie).

Pat Kelly fue responsable del borrador inicial y ha declarado no tener ningún conflicto de intereses.

Cecilia Sepúlveda realizó una gran aportación editorial para este módulo. Angela Haden fue la editora y redactora técnica. La corrección fue realizada por Ann Morgan.

La producción del módulo estuvo coordinada por María Villanueva y Neeta Kumar

Se recibió la valiosa aportación, ayuda y asesoría de distintas personas de las oficinas centrales de la OMS durante toda la producción del módulo: Caroline Allsopp, David Bramley, Raphaël Crettaz y Maryvonne Grisetti.

Expertos en cáncer de todo el mundo, así como personal técnico de las oficinas centrales y de las oficinales regionales y nacionales de la OMS, también realizaron una valiosa aportación y revisaron el módulo (se relacionan en el apartado final de Reconocimientos).

Diseño y maquetación: El diseño de este documento está basado en la Guía de Estilo del departamento de Enfermedades Crónicas y Promoción de la Salud desarrollada por Reda Sadki, París, Francia. Diseño y maquetación adicional de L'IV Com Sàrl, Suiza.

Impreso en Suiza
Se puede obtener más información acerca de esta publicación en:
Departamento de Enfermedades Crónicas y Promoción de la Salud
Organización Mundial de la Salud, CH-1211 Geneva 27, Suiza

La producción de esta publicación fue posible gracias a la generosa aportación económica del Instituto Nacional del Cáncer de EE.UU. También queremos agradecer su contribución económica al Instituto Nacional del Cáncer de Francia (INCa), a la Agencia de Salud Pública de Canadá (PHAC), al Centro Nacional del Cáncer de la República de Corea, al Organismo Internacional de Energía Atómica (OIEA) y a la Unión Internacional contra el Cáncer (UICC).

La producción de la publicación de la serie de seis módulos incluyendo la traducción de cinco de ellos, ha sido posible gracias a la colaboración del Ministerio de Sanidad y Política Social de España.

La traducción del primer módulo (Planificación) fue facilitada por la Dirección General de Salud Pública, Consejería de Sanidad de Valencia, España.

Traducción: Rafael Herrero Medrano, Valencia (España).
Corrección de pruebas: María Ecuyer, Ginebra (Suiza).

Colaboraron en la revisión de la traducción al castellano Cecilia Sepúlveda y María Villanueva.

Perspectiva general de la serie

Introducción a la serie sobre Control del cáncer

El cáncer es en gran medida evitable. Muchos cánceres se pueden prevenir; otros se pueden detectar en las primeras fases de su desarrollo y ser tratados y curados. Incluso en etapas avanzadas del cáncer, se puede enlentecer su progresión, el dolor se puede controlar o reducir y se puede ayudar a pacientes y familiares a sobrellevar la carga.

El cáncer es una de las principales causas de muerte en todo el mundo. La Organización Mundial de la Salud calcula que en 2005 murieron de cáncer 7,6 millones de personas y que en los próximos 10 años morirán 84 millones más si no se emprenden acciones. Más del 70% de todas las muertes por cáncer se produce en países con ingresos económicos bajos y medios, países donde los recursos disponibles para la prevención, diagnóstico y tratamiento del cáncer son limitados o inexistentes.

Pero gracias a los conocimientos disponibles, todos los países, en alguna medida, pueden implementar los cuatro componentes básicos del control del cáncer *(prevención, detección temprana, diagnóstico y tratamiento y cuidados paliativos)* y de esta manera evitar y curar muchos cánceres, así como paliar el sufrimiento que provocan.

Control del cáncer: aplicación de los conocimientos; guía de la OMS para desarrollar programas eficaces es una serie de seis módulos que facilita asesoramiento práctico a gestores de programas y planificadores de políticas acerca de cómo abogar, planificar y poner en práctica programas eficaces de control del cáncer, en particular, en países con rentas bajas y medias.

Una serie de seis módulos

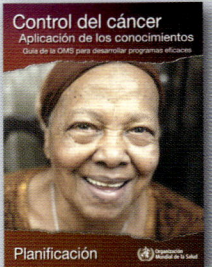

PLANIFICACIÓN
Una guía práctica para gestores de programas sobre cómo planificar de manera eficaz un control global del cáncer de acuerdo con los recursos disponibles e integrar este control en programas para otras enfermedades crónicas y problemas relacionados.

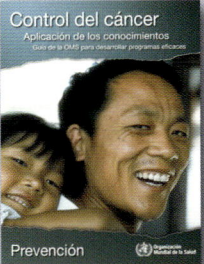

PREVENCIÓN
Una guía práctica para gestores de programas sobre cómo implementar una prevención eficaz del cáncer mediante el control de los principales factores de riesgo prevenibles.

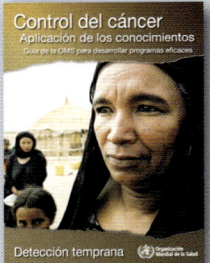

DETECCIÓN TEMPRANA
Una guía práctica para gestores de programas sobre cómo llevar a cabo una detección temprana eficaz de los principales tipos de cáncer susceptibles de diagnóstico y tamizaje tempranos.

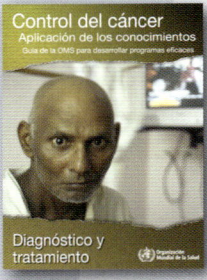

DIAGNÓSTICO Y TRATAMIENTO
Una guía práctica para gestores de programas sobre cómo implementar un sistema eficaz de diagnóstico y tratamiento del cáncer, vinculado en particular a programas de detección temprana y cánceres curables.

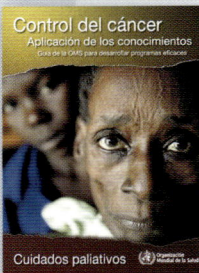

CUIDADOS PALIATIVOS
Una guía práctica para gestores sobre cómo implementar programas eficaces de cuidados paliativos para el cáncer, con especial atención a los cuidados con base comunitaria.

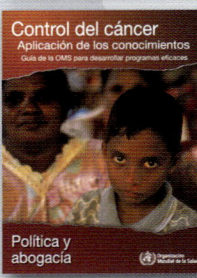

POLÍTICA Y ABOGACÍA
Una guía práctica para tomadores de decisiones de nivel medio y para gestores de programas sobre cómo abogar por el desarrollo de políticas y la implementación de programas eficaces para controlar el cáncer.

La guía de la OMS es una respuesta a la resolución de la Asamblea Mundial de la Salud sobre prevención y control del cáncer (WHA58.22) adoptada en mayo de 2005 que pedía a los Estados Miembros que intensificaran las acciones contra el cáncer desarrollando y reforzando programas para su control. La guía está basada en *Programas nacionales de lucha contra el cáncer: directrices sobre política y gestión*, y *Prevención de enfermedades crónicas: una inversión vital*, así como en las distintas políticas de la OMS que han influido en los esfuerzos para controlar esta enfermedad.

El control del cáncer pretende reducir la incidencia, morbilidad y mortalidad del cáncer y mejorar la calidad de vida de los pacientes de cáncer en una población definida mediante la implementación sistemática de intervenciones (basadas en evidencias científicas) para la prevención, detección temprana, diagnóstico, tratamiento y prestación de cuidados paliativos. Un control integral del cáncer se dirige a toda la población, pero buscando dar respuesta a las necesidades de los distintos subgrupos de riesgo.

COMPONENTES DEL CONTROL DEL CÁNCER

La *Prevención*, especialmente cuando se integra en la prevención de enfermedades crónicas y otros problemas relacionados (como salud reproductiva, inmunización contra la hepatitis B, VIH/SIDA y salud laboral y medioambiental), ofrece el mayor potencial de salud pública y el método más costoeficaz a largo plazo para controlar el cáncer. Actualmente tenemos conocimientos suficientes para evitar cerca del 40% de todos los cánceres. La mayoría de ellos están vinculados al consumo de tabaco, a dietas no saludables o a agentes infecciosos (véase el módulo *Prevención*).

La *Detección temprana* detecta (o diagnostica) la enfermedad en una fase temprana, cuando existe un alto potencial de curación (p. ej., cáncer de cuello de útero o de mama). Existen intervenciones que permiten la detección temprana y el tratamiento eficaz de un tercio de los casos aproximadamente (véase el módulo *Detección temprana*).

Para la detección temprana existen dos estrategias:
- *diagnóstico temprano*, que a menudo implica que el paciente sea consciente de los primeros signos y síntomas, lo que le llevará a consultar con un proveedor de atención de la salud, quien remitirá inmediatamente al paciente para confirmación del diagnóstico y tratamiento.

Perspectiva general de la serie

○ *tamizaje* nacional o regional de individuos asintomáticos y aparentemente sanos para detectar lesiones precancerosas o una fase temprana de cáncer y para organizar su derivación para el diagnóstico y tratamiento.

El *Tratamiento* pretende curar la enfermedad, prolongar la vida y mejorar la calidad de vida restante tras la confirmación del diagnóstico de cáncer por los procedimientos apropiados disponibles. El tratamiento más eficaz y más efectivo está vinculado a unos programas de detección temprana y sigue los estándares de atención basados en evidencias científicas. Los pacientes se pueden beneficiar de la curación o de una vida más larga en casos de cánceres que aunque diseminados, tienen muy buena respuesta al tratamiento, incluidos leucemia aguda y linfoma. Este componente también aborda la rehabilitación dirigida a mejorar la calidad de vida de los pacientes con limitaciones debidas al cáncer (véase el módulo *Diagnóstico y tratamiento*).

Los *Cuidados paliativos* satisfacen las necesidades de todos los pacientes que requieran alivio de los síntomas, así como las necesidades de atención psicosocial y de apoyo a los pacientes y sus familias, en particular cuando los pacientes se encuentran en fases avanzadas y tienen muy pocas probabilidades de curación o cuando se enfrentan a la fase terminal de la enfermedad. Debido a las consecuencias emocionales, espirituales, sociales y económicas del cáncer y a su manejo, los servicios de cuidados paliativos que tratan las necesidades de los pacientes y sus familias desde el momento del diagnóstico pueden mejorar su calidad de vida y su capacidad para sobrellevar la situación de manera eficaz (véase el módulo *Cuidados paliativos*).

A pesar de que el cáncer es un problema de salud pública mundial, muchos gobiernos no han incluido todavía su control en los programas de acción sanitaria. Como existen otros problemas de salud, las intervenciones se eligen en respuesta a las demandas de grupos interesados en lugar de dar solución a las necesidades de la población o sobre la base de su costoeficacia y viabilidad económica.

Los grupos desfavorecidos y de bajos ingresos están más expuestos por lo general a factores prevenibles de riesgo de cáncer, como carcinógenos ambientales, consumo de tabaco, abuso del alcohol y agentes infecciosos. Estos grupos tienen menos influencia política, menor acceso a los servicios de salud y una falta de la educación que les permita tomar decisiones para proteger y mejorar su propia salud.

PRINCIPIOS BÁSICOS DEL CONTROL DEL CÁNCER

- **Liderazgo** para conseguir claridad y unidad de propósito y para alentar la creación de equipos, una amplia participación, la titularidad del proceso, el aprendizaje continuo y el mutuo reconocimiento de los esfuerzos realizados.

- **Involucramiento de las partes interesadas** de todos los sectores relacionados y a todos los niveles del proceso de toma de decisiones para suscitar una participación activa y el compromiso de los actores clave en beneficio del programa.

- **Creación de alianzas** para mejorar la eficacia a través de relaciones mutuamente beneficiosas y para construir sobre la base de la confianza y las capacidades complementarias de socios de distintas disciplinas y sectores.

- **Respuesta a las necesidades de las personas** con riesgo de desarrollar cáncer o que ya presenten la enfermedad a fin de satisfacer sus necesidades físicas, psicológicas y espirituales a lo largo de todo el proceso de la atención.

- **Toma de decisiones** basadas en las evidencias científicas, en los valores sociales y en un uso efi y costoeficaz de los recursos que beneficien a la población objetivo de forma sostenible y equitativa.

- **Aplicación de un enfoque sistémico** mediante la implementación de un programa integral con componentes clave interrelacionados que compartan los mismos objetivos, y que se integre en otros programas relacionados y en el sistema de salud.

- **Búsqueda del mejoramiento continuo**, innovación y creatividad para maximizar los resultados y para abordar la diversidad social y cultural, así como las necesidades y retos que plantea un entorno cambiante.

- **Adopción de un enfoque progresivo** para planificar e implementar las intervenciones sobre la base de consideraciones y necesidades locales (véase en la página siguiente el marco de trabajo progresivo de la OMS sobre prevención y control de enfermedades crónicas en la forma aplicada para el control del cáncer).

Perspectiva general de la serie

Marco progresivo de la OMS

1 | PLANIFICACIÓN – PASO 1
¿Dónde nos encontramos en la actualidad?

Examinar el estado actual del problema del cáncer y de los servicios o programas para su control.

2 | PLANIFICACIÓN – PASO 2
¿Dónde queremos estar?

Formular y adoptar una política. Esto incluye la definición de la población beneficiaria, la determinación de metas y objetivos y la decisión sobre intervenciones prioritarias para cada una de las fases del cáncer.

3 | PLANIFICACIÓN – PASO 3
¿Cómo llegamos a ese punto?

Identificar los pasos necesarios para implementar la política.

La fase de planificación va seguida de la fase de implementación de la política.

Implementación – Paso 1
MEDIDAS BÁSICAS

Implementación de las intervenciones establecidas en la política que sean viables en la actualidad con los recursos existentes.

Implementación – Paso 2
MEDIDAS AMPLIADAS

Implementación de las intervenciones establecidas en la política que sean viables a medio plazo, con una proyección realista del aumento o reasignación de recursos.

Implementación – Paso 3
MEDIDAS DESEABLES

Implementación de las intervenciones establecidas en la política que queden fuera del alcance de los recursos disponibles en la actualidad, y se harán cuando se disponga de tales recursos.

Índice

ÍNDICE DEL MÓDULO POLÍTICA Y ABOGACÍA

MENSAJES CLAVE — 2

INTRODUCCIÓN — 6
- ¿Cuál es la mejor forma de preparar un plan de abogacía? — 6
- ¿Quién debería preparar el plan? — 7
- ¿Quiénes son las partes interesadas? — 8
- ¿Quién puede defenderlo? — 8

ABOGACÍA - PASO 1: DEFINIR LA SITUACIÓN — 10
- Formular preguntas clave — 10
- Identificar barreras y oportunidades — 11
- Definir la necesidad de abogacía — 12

ABOGACÍA - PASO 2: DETERMINAR METAS Y OBJETIVOS — 14

ABOGACÍA - PASO 3: IDENTIFICAR AL PÚBLICO OBJETIVO — 16

ABOGACÍA - PASO 4: MOVILIZAR APOYOS — 19
- Establecimiento de coaliciones — 19
- Involucramiento del paciente — 20
- Movilización social — 20

ABOGACÍA - PASO 5: PREPARAR MENSAJES CLAVE — 25
- Considerar las metas y objetivos — 25
- Considerar los públicos destinatarios — 26
- Preparar los mensajes — 27

ABOGACÍA - PASO 6: ELEGIR MÉTODOS DE ABOGACÍA — 29
- Acercamiento a los tomadores de decisiones — 31
- Interactuación con los medios de comunicación — 32

ABOGACÍA - PASO 7: PREPARAR E IMPLEMENTAR EL PLAN DE ABOGACÍA — 36
- Usar un modelo lógico para trazar el plan — 37
- Movilizar recursos — 40
- Ejecutar acciones estratégicas de abogacía — 41

ABOGACÍA - PASO 8: MONITORIZAR Y EVALUAR — 43

CONCLUSIÓN — 45

REFERENCIAS — 46

RECONOCIMIENTOS — 47

MENSAJES CLAVE

En cualquier situación de recursos es necesario abogar por el plan de control del cáncer para influir en la política y urgir a los tomadores de decisiones que creen un entorno conducente a mejorar la forma en que se aplican los conocimientos disponibles sobre control del cáncer. Este módulo aborda algunos aspectos básicos de la abogacía y debate cómo se pueden preparar estrategias de abogacía para una planificación e implementación eficaces del control integral del cáncer. Se basa en (y complementa) el módulo *Planificación*, el cual facilita una plantilla para el proceso global de planificación del control del cáncer y su implementación. Se actualizará en los próximos 5 años, pues la pretensión es que evolucione en respuesta a los nuevos conocimientos disponibles, a las necesidades nacionales y a la experiencia obtenida en la abogacía.

No hay una forma única y *correcta* de abogar. Las directrices que se facilitan en este módulo no pretenden por tanto ser prescriptivas, sino para que se tomen en función del contexto de cada país y sean revisadas a medida que avance el proceso de abogacía a través de sus fases de planificación, implementación y evaluación.

mensajes clave

Los mensajes clave para las personas involucradas en la defensa de la planificación e implementación del control integral del cáncer son los siguientes:

- Las mayores posibilidades de éxito de la abogacía del control del cáncer aparecen cuando se sincroniza con la abogacía de enfermedades no transmisibles y otros problemas asociados al cáncer. Uniendo sus voces para transmitir el contundente mensaje de que un control del cáncer integral e integrado es más eficaz que enfoques fragmentados o aislados, sus defensores pueden marcar una diferencia sustancial.

- El éxito del control del cáncer depende de la capacidad de las partes interesadas para definir el valor de un marco de control integral del cáncer a los planificadores de políticas y otros posibles proveedores de recursos cuyo apoyo continuo resulta crucial.

- El alma de la abogacía es una buena comunicación estratégica que educa a personas sobre una necesidad y las moviliza para satisfacerla en colaboración. Los participantes en el proceso de abogacía tienen que interactuar y compartir libremente información sobre control del cáncer y otras enfermedades crónicas y cuestiones asociadas.

- Es vital que las personas que aboguen por el control del cáncer tengan buenas destrezas de comunicación. Entre éstas se incluye la capacidad para hablar de forma clara y concisa y la de transmitir información compleja de forma organizada y fácilmente comprensible.

> *El cambio no transcurre sobre las ruedas de la inevitabilidad, sino llega con la lucha continua.*
>
> Dr. Martin Luther King Jr
> 1929–1968

POLÍTICA Y ABOGACÍA

definiciones clave

¿Qué es abogacía?
Abogacía es el esfuerzo para influir en personas (principalmente, tomadores de decisiones) mediante distintas formas de comunicación persuasiva para propiciar un cambio, el cual, en el contexto del control del cáncer, resulte en la implementación de políticas integrales y programas eficaces.

¿Qué es liderazgo en abogacía?
Entre los muchos modelos y buenas prácticas en el desarrollo de liderazgo existen diversas destrezas fundamentales comunes que permiten a la gente normal hacer cosas extraordinarias. Un líder eficaz en la defensa del control del cáncer convence a personas influyentes para crear el cambio. En particular, es capaz de:
- inspirar una visión compartida que reporte beneficios a la sociedad;
- posibilitar que otros actúen;
- fomentar que el centro de interés sean las personas;
- entender los desafíos a que se enfrentan los tomadores de decisiones de políticas públicas, asi como las evidencias científicas y apoyo público que necesitan para tener argumentos a favor de un mejor control del cáncer.

¿Qué es política pública?
En el control del cáncer, política pública incluye legislación, leyes, declaraciones, políticas o prácticas imperantes promulgadas por aquellas personas con autoridad para dirigir o controlar el comportamiento institucional, comunitario y en ocasiones, el individual, para evitar o curar el cáncer y para cuidar pacientes y sobrevivientes de esta enfermedad.

Mensajes clave

¿Qué es mercadotecnia social?
Mercadotecnia social es el uso de conceptos y herramientas de mercadotecnia comercial para influir en el comportamiento de las personas y mejorar su bienestar y el de la sociedad. Se utiliza en la abogacía del control del cáncer dependiendo de la meta y del público objetivo.

¿Qué es 'lobbying' o ejercer presión?
Ejercer presión es el acto de convencer mediante comunicaciones directas a los tomadores de decisiones (como cargos públicos y organismos del gobierno) para que consoliden la planificación e implementación nacional del control del cáncer.

¿Qué es movilización social?
Movilización social es un movimiento a gran escala que reúne a todos los posibles aliados sociales intersectoriales. Su propósito principal es sensibilizar y demandar a la gente acción para la prevención y control del cáncer, ayudar en la entrega de recursos y prestación de servicios y acrecentar la participación de la comunidad en pro de la sostenibilidad y de la autosuficiencia. Involucra a todos los segmentos relevantes de la sociedad: tomadores de decisiones y planificadores de políticas, líderes de opinión, burócratas y tecnócratas, grupos profesionales, asociaciones religiosas, comercio, industria, comunidades e individuos (UNICEF, 1993). La movilización social da respaldo a las acciones y prioridades identificadas por las comunidades, como las que puedan tener personas vulnerables cuyos derechos puedan haber sido negados. Las actividades de movilización social no deben ser impuestas desde arriba, sino deben surgir de la acción comunitaria; sin embargo, estas actividades son coordinadas habitualmente a un nivel superior.

POLÍTICA Y ABOGACÍA

INTRODUCCIÓN

Una minuciosa planificación de estrategias de abogacía sostenibles que involucren a todas las partes interesadas clave puede contribuir en gran manera al desarrollo de una planificación e implementación eficaces y eficientes del control del cáncer. No obstante, sin un plan de abogacía adecuado existe riesgo de que los cambios deseados en la planificación e implementación nacional del control del cáncer no se produzcan nunca o que lo hagan de forma fragmentada y no se materialicen los beneficios para la población que deberían fluir a partir de políticas y programas de control integral del cáncer. (Los principios básicos del control integral del cáncer se describen en el resumen general de la serie, página v.)

¿CUÁL ES LA MEJOR FORMA DE PREPARAR UN PLAN DE ABOGACÍA?

El marco de planificación de la abogacía que se presenta en este módulo se basa en las actuales directrices de la OMS recogidas en *Stop the global epidemic of chronic diseases: a practical guide to successful advocacy* (WHO, 2007a) y en *WHO communications toolkit* (WHO, 2007b). También se inspira en el modelo de movilización social (UNICEF, 1993; Wallack, 1989).

Introducción

El marco propuesto se puede aplicar a acciones a todos los niveles: local, nacional e internacional. Se puede utilizar para abogar por la planificación e implementación de políticas y planes integrales de control del cáncer en países desarrollados y países en desarrollo. El marco agrupa los esfuerzos de abogacía en cuatro áreas clave:

- relaciones con partes interesadas
- relaciones con gobiernos
- comunicaciones y relaciones públicas
- desarrollo de liderazgo.

Este marco se puede utilizar para planificar sistemáticamente el trabajo de abogacía. Ello permitirá que los participantes amplíen sus conocimientos sobre abogacía y constituyan asociaciones y alianzas con otras organizaciones. El proceso de abogacía recomendado incluye los pasos siguientes:

1. Definición de la situación
2. Determinación de metas y objetivos
3. Identificación del público destinatario
4. Movilización de apoyos
5. Preparación de mensajes clave
6. Elección de métodos de abogacía
7. Preparación e implementación del plan de abogacía
8. Monitorización y evaluación.

¿QUIÉN DEBERÍA PREPARAR EL PLAN DE ABOGACÍA?

No hay una sola respuesta a esta pregunta de quién debe liderar la preparación de un plan de abogacía. Según las circunstancias, la abogacía de un cambio en el control del cáncer puede resultar catalizada por distintos problemas o desarrollos en uno de varios sectores. Las personas surgen como líderes porque deciden emprender una acción para cambiar el *status quo*. Sin embargo, para garantizar que el plan de control del cáncer esté centrado en las personas, participantes necesarios en el proceso de abogacía son aquellas personas que resulten más afectadas por los esfuerzos de control del cáncer (incluyendo personas en situación de riesgo o vulnerables y organizaciones que las representen). El involucramiento de investigadores y profesionales de la atención de la salud también es un elemento indispensable, pues asegura que el plan de abogacía esté basado en evidencias científicas y sea pertinente. Para finalizar, involucrar a pacientes, familiares y prestadores de cuidados aporta el lado humano y la urgencia imperiosa de controlar el cáncer.

POLÍTICA Y ABOGACÍA

¿QUIÉNES SON LAS PARTES INTERESADAS?

Partes interesadas son las personas, grupos u organizaciones que resulten afectadas por, o influyan en una política de control del cáncer, un programa o la prestación de un servicio. Si existe la necesidad reconocida de un plan integral de control del cáncer y un intento genuino de implementarlo, todos los participantes clave deben estar involucrados desde el principio del proceso de planificación de la abogacía para engendrar así un sentimiento de propiedad y de compromiso con la sostenibilidad. Cada socio contribuirá con recursos, redes, conocimientos, experiencia y valores sociales, aportando así una diversidad esencial y sólida a la combinación de partes interesadas (véase el módulo *Planificación*).

¿QUIÉN PUEDE ABOGAR?

Toda persona involucrada directa o indirectamente en el control del cáncer puede abogar por él, siempre que tenga voluntad de dedicar tiempo, conocimientos y aptitudes para lograr los resultados deseados.

Dentro de un país, las ligas e institutos nacionales del cáncer, las asociaciones de profesionales de la medicina que trabajen en control del cáncer, los grupos de pacientes de cáncer, así como entidades que aborden cuestiones como la promoción de la salud, la salud medioambiental y la prevención de enfermedades crónicas, pueden desempeñar un papel importante en la abogacía del control del cáncer.

La sociedad civil y la comunidad científica pueden contribuir dando apoyo a la abogacía y a los grupos, alianzas y coaliciones de pacientes, y distribuyendo información y materiales educativos sobre el control integral del cáncer a través de los medios de comunicación, Internet, congresos y eventos públicos. Cuando el asunto en cuestión sean factores de riesgo comunes al cáncer y otras enfermedades (p.ej., tabaquismo), se puede invitar a otros grupos interesados a que participen en la abogacía del control del cáncer.

Los ministros de salud juegan habitualmente un papel clave en la abogacía, básicamente, convenciendo a otros planificadores de políticas para que inviertan en control integral del cáncer. Además, pueden ayudar a acelerar los esfuerzos que se realicen en abogacía reconociendo la legitimidad y credibilidad de las organizaciones de abogacía o alentando su desarrollo (incluyendo grupos o coaliciones de pacientes) y distribuyendo información y materiales educativos. Por ejemplo, un grupo parlamentario de abogacía aportó gran parte del impulso necesario para desarrollar el último plan de control del cáncer de Reino Unido (véase el recuadro de la página 9).

Además de agencias y organismos nacionales, las organizaciones internacionales pueden actuar también como catalizadores del cambio influyendo en los tomadores de decisiones de los países. Las agencias internacionales como la OMS, la Unión Internacional Contra el

Cáncer (UICC) y el Organismo Internacional de Energía Atómica (OIEA) tienen el potencial necesario para animar a los tomadores de decisiones de modo que reconozcan la necesidad de un plan integral de control del cáncer en sus propios países. Otras agencias internacionales desempeñan un papel importante en la abogacía de componentes específicos del control del cáncer, como la Alianza para la Prevención del Cáncer de Cuello de Útero (ACCP), la Iniciativa Global de Salud Mamaria (BHGI), la Red Internacional para el Tratamiento e Investigación del Cáncer (INCTR) y la Alianza Mundial para el Cuidado Paliativo (WPCA).

El cambio es más probable que se produzca con el estímulo externo de la abogacía. Para provocar el cambio en un país o región es necesario identificar a los líderes con autoridad en la toma de decisiones, darles apoyo y urgirles para que emprendan acciones. En el caso de Chile por ejemplo, la oferta de la OMS de apoyar el desarrollo de un proyecto de demostración dio lugar a que el Ministro de Salud nombrara en 1985 a un coordinador y un consejo nacional de control del cáncer para que se desarrollara un plan que fuera implementado de forma progresiva (véase el módulo *Planificación*).

EL REINO UNIDO
Actualizando la estrategia nacional para el cáncer

En el Reino Unido se creó en 1998 el Grupo Intraparlamentario del Cáncer (APPGC) para situar la enfermedad al frente de la agenda política y garantizar que la planificación de su política siguiera centrada en el paciente. Aglutina a miembros del Parlamento y homólogos de todo el espectro político para debatir cuestiones clave y hacer campaña juntos a fin de mejorar la planificación del control del cáncer y los servicios oncológicos nacionales. El APPGC organiza un encuentro anual (Britain Against Cancer) que durante los últimos 8 años ha reunido con éxito a pacientes, profesionales de la salud y planificadores de políticas para estudiar el impacto de la política pública sobre los servicios oncológicos y la investigación.

Según el Dr. Ian Gibson, miembro del Parlamento y Presidente de APPGC en 2007, "El Plan del Cáncer del Sistema Nacional de Salud, lanzado en 2000, condujo a un mejoramiento en los servicios oncológicos de primera línea. El panorama del cáncer ha cambiado drásticamente desde entonces, pero las desigualdades en cuestiones de salud todavía persisten. Se necesita una visión nueva y holística que reconozca el derecho del paciente a unos estándares de atención durante todo el camino que tiene que recorrer".

A principios de 2007, el APPGC lanzó su nueva visión para el futuro de los servicios oncológicos. Se centra en cubrir la brecha existente entre atención de la salud y atención social; educar a profesionales y al público; mejorar la prevención, diagnóstico y tratamiento; investigar en genética y las causas y tratamientos del cáncer; preparar estándares nacionales y especificar los derechos que las personas con cáncer puedan esperar de los servicios de atención de la salud y atención social. Unos meses después, en el encuentro Britain Against Cancer celebrado en diciembre de 2007, el Gobierno anunció su compromiso de actualizar la estrategia nacional para que incluya como prioridades principales el fortalecimiento de la prevención y la detección temprana, así como la reducción de las desigualdades y el mejoramiento de los servicios oncológicos de tratamiento, atención y rehabilitación.

Fuente: APPGC (2007). All Party Parliamentary Group on Cancer. Londres (http://www.appg-cancer.org.uk/, acceso: 12 de noviembre de 2007).

Para obtener más información sobre Britain Against Cancer, 2007, visite http://www.appg-cancer.org.uk/BAC2007.htm.

POLÍTICA Y ABOGACÍA

ABOGACÍA – PASO 1
DEFINIR LA SITUACIÓN

Definir el estado actual del problema del cáncer y los esfuerzos necesarios para su control es el primer paso para hacer entender la necesidad de la abogacía en el contexto de un enfoque integral e integrado (véase también Planificación - Paso 1 en los módulos *Planificación, Prevención, Detección temprana, Diagnóstico y tratamiento y Cuidados paliativos*).

FORMULAR PREGUNTAS CLAVE
Para evaluar la situación actual será necesario obtener respuesta a las siguientes preguntas:
- ¿Cuál es la carga de cáncer actual (a escala nacional o inferior)?
- ¿Qué políticas y programas de control del cáncer existen actualmente?, ¿Son integrales, están integradas y tienen buena calidad?, ¿Reciben financiamiento y se están implementando?
- ¿Cuál es el nivel de sensibilización de la población sobre el cáncer y sus factores de riesgo?
- Entre funcionarios del gobierno, personas influyentes, organizaciones y público en general, ¿Cuál es el nivel de comprensión del control integral del cáncer y su compromiso con él?
- ¿Qué actividades de abogacía, presión o comunicación se están realizando actualmente?, ¿Qué organizaciones y personas están involucradas? ¿Cuáles son sus metas, objetivos y destinatarios?
- ¿Qué recursos tienen y cuál ha sido el impacto de sus esfuerzos de abogacía hasta la fecha?
- ¿Cuáles son las barreras y oportunidades para un control integral del cáncer y trabajos asociados de abogacía?

Abogacía - Paso 1

IDENTIFICAR BARRERAS Y OPORTUNIDADES

La tabla 1 facilita ejemplos de barreras y oportunidades para un control integral del cáncer y su abogacía.

Tabla 1. Control integral del cáncer y su abogacía: barreras y oportunidades

Barreras	Oportunidades
o Falta de voluntad y liderazgo político para desarrollar el control del cáncer con un enfoque de salud pública o Excesiva dependencia en enfoques de tratamiento que ignoran la prevención, detección temprana y cuidados paliativos o Limitación de recursos, desigualdades y problemas de salud en competencia o Tabúes culturales y mitos (p.ej., una mujer con cáncer de mama puede sentirse culpable de haber aportado "malos genes" a la familia) o Actitudes religiosas ante el cáncer (p.ej., algunos grupos religiosos consideran el cáncer un castigo de Dios) o Estigma (p.ej., una mujer con cáncer de cuello de útero o de mama puede mantener en secreto su enfermedad para evitar el rechazo y aislamiento social) o Comprensión limitada de la abogacía y su necesidad y falta de destrezas en abogacía	o Recientes compromisos de los Estados Miembros de la OMS de desarrollar un *Plan de Acción para la Estrategia Mundial de Prevención y Control de las Enfermedades No Transmisibles* (resolución de la Asamblea Mundial de la Salud WHA61.14, 2008) y de fomentar y reforzar un enfoque integral para el control del cáncer (resolución de la Asamblea Mundial de la Salud WHA58.22, 2005) o Creciente número de países que desarrollan programas integrales de control del cáncer o Mayor interés entre líderes y organizaciones nacionales e internacionales en abogar por políticas integrales o Disponibilidad de un marco conceptual (OMS, 2002) y directrices sobre desarrollo de un control integral del cáncer desde una perspectiva gubernamental (véase el módulo *Planificación*) y no gubernamental (UICC, 2006) o Mayor acceso a conocimientos y buenas prácticas sobre control del cáncer, lo que proporciona una buena base para la abogacía

Para obtener más información sobre la resolución de la Asamblea Mundial de la Salud WHA61.14, vaya a
http://www.who.int/gb/ebwha/pdf_files/A61/A61_R14-en.pdf

Para obtener más información sobre el Plan de Acción para la Estrategia Mundial de Prevención y Control de las Enfermedades No Transmisibles, vaya a
http://www.who.int/nmh/en/

Para obtener más información sobre la resolución de la Asamblea Mundial de la Salud WHA58.22 sobre control y prevención del cáncer, vaya a
http://www.who.int/gb/ebwha/pdf_files/WHA58/WHA58_22-en.pdf

POLÍTICA Y ABOGACÍA

DEFINIR LA NECESIDAD DE ABOGACÍA

Abogar por una planificación e implementación eficaces del control del cáncer puede ser necesario para:

- sensibilizar sobre el cáncer y reducir las barreras para su control;
- promocionar el marco integral de control del cáncer como el enfoque más eficaz para trasladar a la acción los conocimientos sobre control del cáncer;
- desarrollar un plan integral de control del cáncer en el que se reconozca que esta enfermedad es un problema importante o creciente;
- actualizar un plan existente que haya quedado desfasado;
- revisar un plan existente que no esté alcanzando los resultados deseados, que no sea eficaz, que tenga un alcance limitado, insuficiente financiamiento o sea insatisfactorio para las partes interesadas;
- asegurar la voluntad política y el apoyo del público y de las partes interesadas necesario para implementar o sustentar un plan de control del cáncer ya existente;
- reforzar componentes específicos del control integral del cáncer que estén siendo desatendidos, como la prevención, la detección temprana y los cuidados paliativos;
- movilizar y asignar los recursos necesarios para intervenciones prioritarias a fin de reducir la carga de cáncer.

Existe una serie de intervenciones prioritarias o "básicas" (como legislación sobre control del tabaco, vacunacion contra la hepatitis B, disposición de detección temprana de bajo costo del cáncer de cuello de útero y de servicios de cuidados paliativos) por las que se puede abogar y que pueden ser implementadas gradualmente, incluso en países con infraestructura y recursos limitados. El ejemplo de Etiopía muestra cómo la abogacía del control del dolor y de los cuidados paliativos está preparando el camino para futuros mejoramientos en los servicios de salud dirigidos a aliviar el sufrimiento de todos los pacientes con enfermedades incurables, incluido el cáncer (véase el recuadro de la página 13). Los otros módulos de la serie (en particular, *Prevención, Detección temprana, Diagnóstico y tratamiento y Cuidados paliativos*) facilitan más información sobre la elección e implementación de intervenciones de control del cáncer según el nivel de recursos de cada país. En los *Programas nacionales de lucha contra el cáncer: directrices sobre política y gestión* (OMS, 2002), hay orientaciones adicionales disponibles.

A efectos de abogacía del control del cáncer, un análisis de la situación del cáncer debería:

- generar una información exacta y un conocimiento profundo del problema y del estado actual de todo plan y programa de control del cáncer ya existente;
- identificar personas, grupos e instituciones que puedan ayudar a alcanzar los objetivos de abogacía;
- proporcionar un inventario de posibles recursos de abogacía para su distribución a todas las partes interesadas.

Cuanto más sólida sea la base de conocimientos relacionados con los elementos del problema del cáncer (estado actual de los esfuerzos de control, recursos disponibles y aliados potenciales), más persuasiva y eficaz será la abogacía.

ETIOPÍA
Reconociendo la necesidad de abogar por el control del dolor y los cuidados paliativos

Las necesidades más comunes entre personas que sufren una enfermedad incurable son el control del dolor y otros síntomas, el amor y la compasión. En un estudio realizado en Addis Abeba sobre las necesidades de personas con una enfermedad terminal, todos los entrevistados utilizaron el término *fakir yefewes kibat* (amor, el bálsamo que cura), que según afirmaban, se niega a la mayoría de pacientes que se enfrentan a la muerte. Los entrevistados consideraban el alivio del dolor y el apoyo psicológico como necesidades de gran importancia, junto con unos cuidados compasivos por parte de los profesionales de la salud y de los miembros de la familia. Entre otras necesidades mencionaron una alimentación buena y equilibrada y apoyo económico. Sobre la cuestión de cómo la comunidad puede satisfacer mejor las distintas necesidades de pacientes que se enfrentan a dolencias crónicas potencialmente mortales (y las de sus familiares), los entrevistados afirmaban que las familias y la comunidad (con el apoyo del gobierno) deberían prestar unos cuidados compasivos, aceptar y respetar a los pacientes y no juzgarles ni hacerles el vacío.

Sobre la base de la cifra de muertes por VIH/SIDA y cáncer, se estima que en Etiopía, cada año, alrededor de 72.000 pacientes que se enfrentan a una enfermedad terminal tienen necesidad de cuidados paliativos. Sin embargo, si se sumaran los pacientes que sufren otras enfermedades crónicas potencialmente mortales y no mueren ese mismo año, esta cifra sería muy superior. A pesar de la urgente necesidad humanitaria de cuidados paliativos, en la actualidad no existe ningún plan del gobierno para respaldar el desarrollo de esos servicios. Los opiáceos para el tratamiento del dolor moderado y grave no están disponibles, en parte debido a una normativa demasiado restrictiva sobre estos fármacos. Por ello, el alivio del dolor no es una opción para la inmensa mayoría de los pacientes. En los últimos años han aparecido nuevas oportunidades para prestar cuidados paliativos gracias a la ayuda internacional. Sin embargo, el hecho de que los fondos estén limitados principalmente a los pacientes de VIH/SIDA ha desalentado iniciativas locales de atención de pacientes con otras enfermedades incurables, incluido el cáncer.

La Asociación de Cuidados Paliativos de Etiopía se encuentra actualmente en proceso de constitución. Sus fundadores tienen la firme decisión de jugar un papel importante en aumentar la sensibilización sobre la necesidad de alivio del dolor y cuidados paliativos para todos aquellos que los necesiten en Etiopía. Entre sus otros objetivos se encuentra la reducción del estigma que acompaña a las enfermedades incurables, la formación de coaliciones con otros socios interesados y la abogacía por el desarrollo de políticas gubernamentales, en particular, para que se disponga de opiáceos y para posibilitar la implementación de servicios de control del dolor y de cuidados paliativos que se integren en el proceso de atención de pacientes que sufran VIH/SIDA, cáncer y otras enfermedades incurables.

Fuentes: WHO (2004). *A community health approach to palliative care for HIV/AIDS and cancer patients in sub-Saharan Africa.* Ginebra, World Health Organization (http://www.who.int/hiv/pub/prev_care/en/palliative.pdf, acceso 5 de marzo de 2008). Información adicional facilitada por el Dr. Nardos Giorgis, miembro fundador de la Asociación de Cuidados Paliativos de Etiopía.

ABOGACÍA – PASO 2
DETERMINAR METAS Y OBJETIVOS

Al principio de todo trabajo de abogacía es necesario formular unas metas claras y unos objetivos e**s**pecíficos, **m**ensurables, **a**lcanzables, **r**ealistas y limitados en **t**iempo (SMART). Se deben basar en el análisis de la situación del cáncer y la disponibilidad de recursos (véase Abogacía - Paso 1).

Una meta a largo plazo de cualquier programa integral de control del cáncer es *reducir la incidencia y mortalidad del cáncer y mejorar la calidad de vida*. Un plan de abogacía bien planificado e implementado desempeñará un papel clave en la consecución de estas metas impulsando los cambios necesarios en la política y el programa. Un buen plan de abogacía responde a necesidades identificadas, se construye sobre oportunidades y supera las barreras que puedan existir para un control integral del cáncer.

Abogacía - Paso 2

A continuación se relacionan ejemplos de objetivos de abogacía a corto y medio plazo que pueden actuar como pasos adicionales en el desarrollo e implementación global de un plan integral de control del cáncer:

- sensibilizar sobre el cáncer a grupos influyentes y público en general;
- reducir el estigma y el miedo al cáncer en los grupos de bajo nivel socioeconómico;
- implicar y movilizar partes interesadas clave de la comunidad del cáncer que defiendan el desarrollo e implementación de un plan nacional de control integral del cáncer y sus componentes;
- ampliar progresivamente los grupos de abogacía (incluyendo a grupos de pacientes y voluntarios de la comunidad) para cubrir todas las regiones o provincias del país;
- fomentar el valor del control integral del cáncer y la necesidad de desarrollar políticas y programas;
- lanzar una versión simplificada del plan de control integral del cáncer y distribuirlo exhaustivamente entre los medios de comunicación y público lego utilizando mensajes atractivos;
- promover la implementación eficaz y equitativa de intervenciones prioritarias básicas;
- movilizar recursos para apoyar la implementación de intervenciones prioritarias básicas;
- mantener el involucramiento de los tomadores de decisiones y el perfil público del control del cáncer distribuyendo información sobre los logros conseguidos hasta la fecha y los desafíos futuros.

Si los niveles de sensibilización sobre el cáncer son bajos y el miedo y el estigma son altos, podría ser necesario (como mínimo, inicialmente) concentrarse en la educación y potenciación de la capacidad de acción de personas o grupos influyentes que puedan actuar después como modelos sociales, movilizar comunidades y recursos e influir en la demanda de cambio. En ciertas comunidades, los líderes comunitarios con formación (incluyendo curanderos tradicionales) y los testimonios de la vida real de pacientes, familiares y prestadores de atención de la salud pueden jugar a menudo un papel vital en fomentar la sensibilización sobre el cáncer y reducir su estigma y el miedo que provoca.

Una abogacía exitosa empieza por la estrategia y sigue con la táctica. La estrategia es la tarea más grande, el mapa global que guía el uso de herramientas tácticas en pro de metas claras. Empiece detallando sus principales metas y elija después su táctica.

POLÍTICA Y ABOGACÍA

ABOGACÍA – PASO 3

IDENTIFICAR AL PÚBLICO DESTINATARIO

Los principales destinatarios del trabajo de abogacía serán habitualmente los tomadores de decisiones y personas influyentes:

- Los **tomadores de decisiones** son el público principal. Son personas o grupos que pueden tomar decisiones en relación con las políticas y programas de control del cáncer. Este público puede incluir al presidente, primer ministro, gabinete ministerial, ministros o viceministros de salud, miembros del parlamento, agencias de financiamiento y líderes de la comunidad.

- Los **influyentes** son el público secundario. Son personas o grupos que tienen acceso a los tomadores de decisiones y pueden influir en ellos. Los influyentes pueden convertirse en socios del plan de abogacía. El público secundario incluye habitualmente a asociaciones del cáncer, organizaciones de pacientes de cáncer, asociaciones médicas, expertos en cáncer y otros profesionales de atención de la salud, grupos religiosos, líderes de opinión, medios de comunicación, líderes internacionales, personalidades del mundo del deporte y espectáculo, profesores, maestros e investigadores.

Abogacía - Paso 3

Al preparar la lista de destinatarios potenciales de la abogacía resulta útil considerar el clima político actual y preguntarse:

- ¿Qué importancia tiene el control del cáncer para el público en general?, ¿Se entiende correctamente el término "control integral del cáncer" y sus distintos componentes?
- ¿Es necesario convencer al gobierno de que existe demanda popular de que se le dé mayor prioridad al control del cáncer?
- ¿Hay otros departamentos del gobierno municipal o nacional (parques y recreo, educación, medio ambiente, industria e innovación) que compartan las preocupaciones de quienes abogan por el control del cáncer?
- ¿Se necesita convencer a otros grupos influyentes (como asociaciones profesionales y médicas nacionales o líderes empresariales que tengan empleados en situación de riesgo) del valor del control del cáncer?
- ¿Qué influencia podrían tener los medios de comunicación a través de Internet, radio, televisión y medios impresos?
- ¿Juega el sector privado un papel influyente en la cuestión del control del cáncer?

El proceso de seleccionar públicos objetivo específicos o destinatarios de la abogacía puede ser asistido mediante los siguientes pasos:

- En primer lugar, definiendo el público destinatario de cada objetivo del plan de abogacía. Para ello es necesario tener un conocimiento adecuado del sistema de toma de decisiones. Una vez esté claro este proceso, puede resultar que un tomador de decisiones, destinatario clave, no sea accesible directamente. En ese caso podrá ser necesario acercarse a otras personas para llegar al tomador de decisiones clave.
- En segundo lugar, para cada destinatario clave, identificar personas o grupos influyentes que puedan transmitir el mensaje a ese destinatario. El mensajero debe ser un buen comunicador, elocuente, convincente y genuino. Por ejemplo, en muchas situaciones, es probable que un oncólogo de prestigio tenga la máxima influencia sobre un ministro de salud. Por otro lado, un economista nacional que sea capaz de argumentar de forma convincente los beneficios económicos del control integral del cáncer puede ser más eficaz a la hora de influir en un ministro de economía. Emparejar un profesional médico u otro con un paciente de cáncer, un sobreviviente o un familiar que pueda exponer con eficacia los argumentos a favor de una respuesta urgente aportará al frente político la influencia colectiva desde una perspectiva personal, profesional o política.
- En tercer lugar, comprender a los destinatarios. Considere sus motivaciones e intereses y la naturaleza y formato de la información necesaria para convencerlos. Téngase en cuenta que estos destinatarios pueden estar a favor del cambio, indecisos o incluso en su contra.

POLÍTICA Y ABOGACÍA

La tabla 2 facilita una perspectiva general del tipo de información que es necesaria recopilar sobre posibles destinatarios cuando se prepara un plan de abogacía.

Tabla 2. Ejemplo de información sobre destinatarios de la abogacía

DESTINATARIO	CÓMO PONERSE EN CONTACTO CON EL DESTINATARIO	POSICIÓN DEL DESTINATARIO ACERCA DE LA CUESTIÓN	CÓMO INFLUIR AL DESTINATARIO	FORMAS DE TOMA DE DECISIONES DEL DESTINATARIO	EL DESTINATARIO ESCUCHA A
PRESIDENTE o PRIMER MINISTRO	o Cartas o Oficina oficial de contacto o Ceremonias o Eventos públicos	Desconocida	o Regla de la mayoría o Medios de comunicación o Críticos del sistema de salud de la oposición o Ministros del gabinete	A través del parlamento	o Ministros o Cargos públicos provinciales o estatales o Burócratas
MINISTRO NACIONAL DE SALUD	o Cartas o Oficina oficial de contacto o Ceremonias o Eventos públicos	Da su apoyo	o Organizaciones no gubernamentales o Política de salud pública: un control eficaz del cáncer reduce la carga de todas las enfermedades crónicas	Consulta	o Organizaciones no gubernamentales o Burócratas del ministerio
MINISTROS DE SALUD PROVINCIALES o ESTATALES	o Aproximación directa o Visitas, correos electrónicos, llamadas de teléfono, reuniones o Invitación a actos privados	Negativa	o Organizaciones no gubernamentales o Pacientes o familiares	Consulta	o Profesionales de la salud o Curanderos o Líderes de la comunidad
AUTORIDADES LOCALES DE SALUD	o Aproximación directa o Visitas, correos electrónicos, llamadas de teléfono, reuniones o Invitación a actos privados	Muy positiva	o Organizaciones no gubernamentales o Pacientes o familiares	A través de ayuntamientos, municipios o comunidades	o Organizaciones no gubernamentales o Profesionales de la salud o Personas

ABOGACÍA – PASO 4
MOVILIZAR APOYOS

Cuando las personas conectan entre sí en pro de ideas impactantes, la creatividad y la acción se liberan. Las barreras caen a medida que las personas conectan.

La forma más eficaz de movilizar apoyos para el control del cáncer es informar a las partes involucradas sobre el problema del cáncer y pedirles que formen parte de la solución. Ello crea un compromiso sólido y promueve la creación de coaliciones y la movilización social sobre la base de unas metas comunes. Para que los esfuerzos de abogacía tengan éxito resulta esencial la creación de coaliciones, el involucramiento del paciente y la movilización social.

ESTABLECIMIENTO DE COALICIONES
Crear coaliciones refuerza la abogacía. La coalición con organizaciones que estén trabajando en otras cuestiones de salud pública que compartan los mismos factores de riesgo (enfermedad coronaria, diabetes, tabaquismo, dietas saludables y estilos de vida activos) se puede fortalecer en beneficio mutuo. Ello adquiere especial importancia en países de bajos ingresos donde probablemente haya muchos otros problemas de salud que compitan por los mismos recursos. Aunque el cáncer puede que no esté en las primeras posiciones de la lista de prioridades, combinando metas comunes que tengan como objetivo reducir el consumo de tabaco y alcohol, promocionar una dieta saludable y estilos de vida activos y reducir las infecciones, los miembros de la coalición pueden dar apoyo al control del cáncer junto con otros esfuerzos en salud pública.

POLÍTICA Y ABOGACÍA

Los elementos para que la creación de coaliciones sea eficaz son:
- alentar a todos los socios de la coalición a que participen de forma activa;
- planificar eventos en los que participen oradores con credibilidad de distintas organizaciones asociadas;
- preparar un cronograma y una secuencia de actividades para lograr el máximo impacto positivo;
- delegar responsabilidades en miembros de la coalición y monitorizar eventos y actividades específicos;
- establecer redes para ampliar las coaliciones y mantenerlas unidas;
- organizar formación y prácticas en abogacía utilizando el modelo marco que se propone en este módulo para que los participantes amplíen su conocimiento de la abogacía y se forjen al mismo tiempo nuevas asociaciones y alianzas;
- presentar información de forma breve, concisa y fácil de recordar.

INVOLUCRAMIENTO DEL PACIENTE

Encontrar formas de involucrar de verdad a las personas afectadas directamente por el cáncer dará a largo plazo mucho vigor a la abogacía. Este proceso puede costar tiempo al principio, especialmente si los pacientes están enfermos con frecuencia, muy ocupados, no nos conocen o no confían en nosotros; si es difícil llegar a ellos o identificarlos o tienen otros valores, creencias y formas de trabajar. En ocasiones puede ser necesario buscar a otras personas, quizá miembros de la familia, profesionales médicos y otros líderes de la comunidad, que tengan credibilidad. A ellos se puede autorizar para que hablen con pasión en nombre de los pacientes y ayuden a reducir mitos, temores y estigmas sobre esta enfermedad.

MOVILIZACIÓN SOCIAL

Hoy en día, el éxito en la planificación e implementación de un control del cáncer sostenible e integral depende en gran medida de la posibilidad de movilizar a la sociedad para que sean mayores sus expectativas de excelencia en todos los aspectos del control del cáncer.

La movilización social refuerza la formación de coaliciones políticas y la acción comunitaria (UNICEF, 1993; Wallack, 1989). El éxito de la movilización social se basa en el mutuo beneficio para los socios y en una estructura no jerárquica. Cuanto más interesados e involucrados estén los socios, mayor probabilidad habrá de que la movilización social en pro del control del cáncer se sostenga con el paso del tiempo. Este enfoque no exige que los socios olviden sus propios intereses y percepciones, sino espera de ellos que tengan la voluntad de cooperar y colaborar en la resolución de problemas relacionados con el cáncer. El modelo de movilización social es coherente y amplía los principios básicos del control del cáncer (véase la Perspectiva general de la serie, página v).

Abogacía - Paso 4

Los beneficios del modelo de movilización social son que:
- acelera el impulso colectivo y el cambio social;
- promueve la inclusión (metas, aspiraciones, idioma y acción compartidos);
- aumenta la credibilidad y la legitimidad;
- involucra a personas muy motivadas como portavoces creíbles;
- reduce el estigma y el aislamiento;
- la gerencia y asignación de recursos y esfuerzos son más eficaces;
- mejora la transparencia y la rendición de cuentas;
- involucra a tomadores de decisiones e influyentes clave;
- insta a la acción a partes interesadas y ciudadanos.

> *Por sí sola, la abogacía no logrará grandes resultados. La movilización social también es absolutamente esencial para alcanzar los objetivos de abogacía.*
>
> El documento *Understanding advocacy, social mobilization and communications* es una buena fuente de información adicional sobre el papel de la movilización social en la abogacía. Está disponible en http://www.irc.nl/content/view/full/3420)

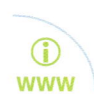

Dos programas con base comunitaria, uno en Indonesia y otro en la India, han demostrado que la movilización social y el establecimiento de coaliciones son elementos clave en el éxito de los esfuerzos en abogacía. El Programa de la Red Vecinal de Cuidados Paliativos del norte de Kerala (véase el recuadro de la página 22) es un ejemplo excelente de lo que se puede conseguir cuando voluntarios de la comunidad procedentes de diversos sectores comparten una meta común y participan de forma activa en la identificación de necesidades de salud y en formar parte de la solución. El Programa de Control del Cáncer con base poblacional de Indonesia (véase el recuadro de la página 24) representa otro buen ejemplo de un amplio involucramiento de la comunidad en el control integral del cáncer con participación de todos los sectores y de los planificadores de políticas. Puesto en marcha en la provincia de Yakarta en 1996, el programa se ha ido extendiendo desde entonces a otras provincias del país.

POLÍTICA Y ABOGACÍA

NORTE DE KERALA, INDIA
Cuidados paliativos con base comunitaria: una experiencia exitosa de atención primaria de la salud

Los problemas de los pacientes con enfermedades avanzadas como el cáncer comprenden todas las dimensiones del ser humano: física, psicosocial y espiritual. En condiciones de escasez de recursos con una infraestructura de salud deficiente no se podrá ofrecer la atención holística que estos pacientes necesitan. Tomar conciencia de ello condujo a que la Sociedad del Dolor y Cuidados Paliativos pusiera en marcha un programa de Red Vecinal de Cuidados Paliativos (NNPC) con el liderazgo del Instituto de Medicina Paliativa de Calicut, Kerala, India.

El NNPC es un intento de desarrollar un servicio sostenible dirigido por la comunidad capaz de ofrecer atención y cuidados paliativos domiciliarios a largo plazo para los más necesitados. En esencia, la misión del NNPC es dotar a las comunidades locales de capacidad para que cuiden de sus propios pacientes crónicos o en fase terminal. Se inspira en el concepto de atención primaria de la salud descrito en la Declaración de Alma-Ata de 1978.

El NNPC se lanzó formalmente en 2001 en el distrito de Malappuramm con el apoyo del gobierno local. En un plazo de 2 años se logró una cobertura aproximada del 70% en cuidados paliativos a domicilio. El éxito de la experiencia inicial se ha convertido en una poderosa herramienta de abogacía para ampliar gradualmente el programa a la mayoría de distritos del norte de Kerala, obteniendo un fuerte apoyo de los gobiernos locales. La mayoría de pacientes y voluntarios de la comunidad proceden de los estratos socioeconómicos más bajos de la sociedad; sin embargo, están representados todos los segmentos de la sociedad y entre los voluntarios se encuentran con frecuencia diversos profesionales y personas influyentes.

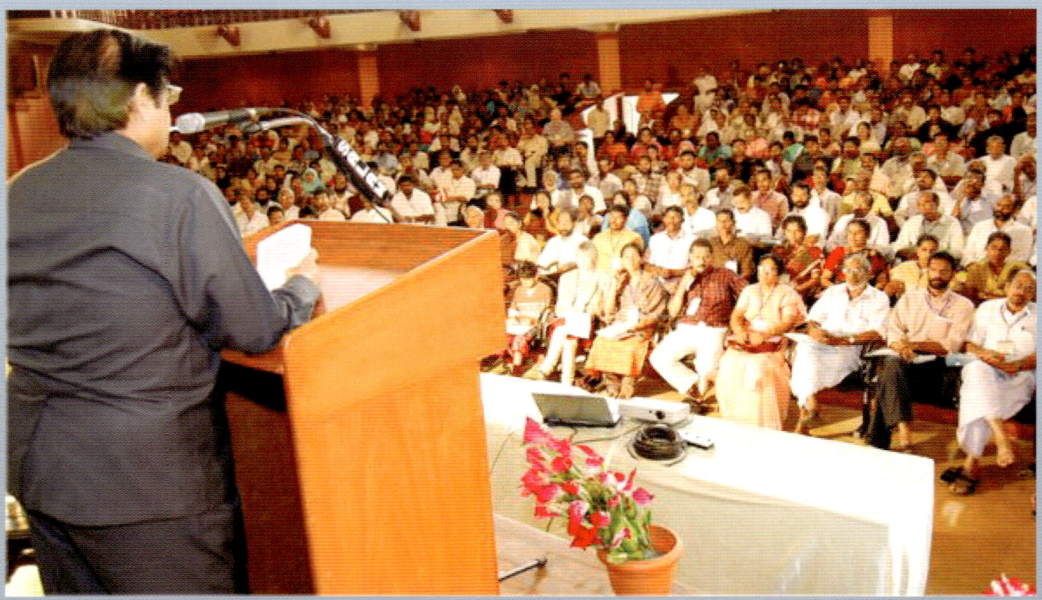

Sri E Ahmed, Ministro de Asuntos Exteriores de India, dirigiéndose al Segundo Taller Internacional sobre Participación de la Comunidad en los Cuidados Paliativos (Manjeri, Kerala, 5 de febrero de 2008).

Abogacía - Paso 4

Esta iniciativa comunitaria ha cambiado la vida de miles de pacientes con enfermedades crónicas e incurables. La activa interacción entre pacientes, familias y voluntarios de la comunidad dio también como resultado con el tiempo la sustitución, en el norte de Kerala, de la estructura jerárquica de cuidados paliativos dirigida por médicos, por una red de colaboración de iniciativas autónomas de la comunidad dirigidas por voluntarios. En el marco del programa, las personas que pueden invertir como mínimo 2 horas a la semana en cuidar a un enfermo de su barrio son inscritas en un curso de formación estructurada. Cuando se finaliza satisfactoriamente esta formación "inicial", a los voluntarios se les anima a que formen grupos de 10 a 15 miembros e identifiquen los problemas de las personas con enfermedades crónicas de su zona y organicen las intervenciones apropiadas.

Todos los grupos de voluntarios de la NNPC tienen el apoyo de médicos y enfermeros entrenados. Habitualmente, los voluntarios hacen el seguimiento de los pacientes visitados por un equipo de cuidados paliativos: durante sus visitas regulares a las familias también identifican y abordan diversas cuestiones no médicas que puedan tener los pacientes, como problemas económicos. Además, organizan eventos en la comunidad para sensibilizar sobre el cáncer y recaudan fondos para actividades de cuidados paliativos.

En la actualidad existen 64 unidades de cuidados paliativos en las que trabajan más de 4.000 voluntarios, diseminadas por los siete distritos del norte de Kerala y que atienden en conjunto a más de 7.000 pacientes. Al principio, el programa se concentraba en pacientes con cáncer avanzado, pero se amplió rápidamente a todos los pacientes que sufrieran enfermedades que limitaran su vida. Muchos de estos grupos de voluntarios, motivados por las necesidades que van identificando en su comunidad, han pasado a otras áreas de la atención de la salud, como el cuidado de pacientes con problemas geriátricos, desórdenes neurológicos degenerativos, desórdenes psiquiátricos crónicos y enfermedades infecciosas crónicas como la tuberculosis, que es endémica en la región.

La estrategia del NNPC es trabajar con las personas en lugar de trabajar para las personas. Ésta es la filosofía del sentido de propiedad local que ha propiciado el éxito del programa. Ha quedado demostrado que cuando son grupos vecinales los que se hacen cargo, la expansión y la consecución de la sostenibilidad económica se producen con rapidez. Aunque el financiamiento externo se utiliza para poner en marcha actividades del NNPC, los programas se hacen autosuficientes en un plazo de 2 a 3 años mediante la generación de financiamiento local. En conjunto, el 80% de los fondos del NNPC se genera de esta manera a través de pequeñas donaciones de la comunidad (p. ej., una rupia al día de la clase media-baja, familias pobres y tenderos, donaciones de estudiantes de distintas universidades o donaciones regulares de peones).

El activo papel de abogacía que desempeñan los grupos ha generado el apoyo del gobierno en todas las zonas donde hay programas activos. También ha permitido la expansión sostenida de la temática, así como el ámbito geográfico del programa. El NNPC ha demostrado que una combinación de participación comunitaria y apoyo decidido del gobierno puede hacer que una atención de buena calidad sea realidad para miles de personas con enfermedades crónicas e incurables. También hay grandes posibilidades de incluir a corto plazo otras intervenciones de salud, como promoción de la salud, prevención primaria y detección temprana del cáncer y otras enfermedades crónicas.

Fuente: Kumar S, Numpeli M (2005). Red Vecinal de Cuidados Paliativos. *Indian Journal of Palliative Care*, 11:6–9.

POLÍTICA Y ABOGACÍA

INDONESIA
Involucramiento de la comunidad en el control integral del cáncer

Durante las dos últimas décadas, la cifra de nuevos casos de cáncer aumenta todos los años en Indonesia. La mayoría de casos acude a los servicios de salud en una fase tardía. La falta de conocimientos sobre el cáncer y de sensibilización sobre sus signos y síntomas tempranos provocan que el tratamiento se retrase.

En 1993, el Ministro de Salud de Indonesia creó el Programa Integral e Integrado de Control del Cáncer. Desde 1996, 8 de las 33 provincias de Indonesia han adoptado este programa y han implementado como mínimo uno de sus componentes básicos, es decir, el Programa de Control del Cáncer con Base Poblacional (PBCC).

El Programa PBCC pretende mejorar los conocimientos de la gente a través de la educación, centrándose principalmente en la prevención, la detección temprana de los cánceres más comunes y los cuidados paliativos domiciliarios. Fue implementado por y para la comunidad y se basa principalmente en los esfuerzos de un gran número de voluntarios. Estos voluntarios proceden de todos los sectores y disciplinas e incluyen a proveedores de atención de la salud, funcionarios del gobierno, empleados de organizaciones no gubernamentales (como la Fundación del Cáncer y el Control del Cáncer con Base Comunitaria de Indonesia), trabajadores sociales, empleados del sector privado, autónomos y amas de casa.

Todos los voluntarios de PBCC y los miembros del equipo reciben formación en prevención y atención del cáncer. Se ha desarrollado un sistema de formación en cascada en el que las personas que reciben la formación se convierten en la próxima generación de formadores. Los materiales de enseñanza (p.ej., pósters, folletos, etc.) son diseñados por especialistas, psicólogos y otros miembros del equipo PBCC. En realidad, más de la mitad de los miembros del equipo PBCC son amas de casa pertenecientes al Movimiento por el Bienestar Familiar (PKK), cuyas actividades son dirigidas en colaboración con el gobierno. Los miembros del PKK son mujeres de todos los niveles socioeconómicos, incluidos los más bajos. Los objetivos de PKK son mejorar el bienestar y la salud de la comunidad, incluyendo el control del cáncer, especialmente en términos de prevención y detección temprana.

El programa PBCC está en la actualidad bien establecido en varias provincias, incluyendo Yakarta, Norte de Sumatra, Java Occidental, Yogyakarta, Java Oriental, Bali, Norte de Sulawesi, Sur de Sulawesi y Kalimantan Oriental. Esto significa que actualmente, algo más de 74 millones de personas (el 33,6% de la población) reciben atención mediante programas PBCC. Todas estas provincias tienen una red para monitorizar sus actividades de formación PBCC.

Este modelo PBCC que involucra a todos los estratos socioeconómicos de la comunidad, la colaboración entre gobierno y comunidades y la formación en cascada ha demostrado ser eficaz en un país tan vasto como Indonesia donde la población es grande y está muy diseminada.

En fechas recientes, la mayor prevalencia del cáncer y otras enfermedades no transmisibles en Indonesia hizo que en diciembre de 2005, el Ministro de Salud creara la Dirección General de Enfermedades no Transmisibles dentro de la Dirección General de Control de Enfermedades y Salud Medioambiental para una mejor coordinación y planificación de los servicios oncológicos. En el periodo 2006-2007 se completó un Plan Nacional de Control Integral del Cáncer (NCCCP) que involucraba a organizaciones profesionales y organizaciones no gubernamentales. A la hora de identificar las actividades mencionadas en el NCCCP se tomaron en cuenta las lecciones aprendidas de la experiencia PBCC en 8 provincias. En 2007, se lanzaron en 6 distritos proyectos piloto de tamizaje de cáncer de cuello de útero y servicios de detección temprana de cáncer de mama. Estas actividades son realizadas por proveedores de atención primaria de la salud bien entrenados a nivel de subdistrito con el pleno apoyo de todos los miembros del programa PBCC.

Gracias a este amplio involucramiento de la comunidad en varias provincias de Indonesia, la sensibilización del cáncer ha aumentado de forma significativa, se ha reforzado la abogacía por su control y se ha fortalecido progresivamente el compromiso de los sectores gubernamental y no gubernamental de trabajar juntos contra el cáncer en Indonesia.

Fuentes: Ministerio de Salud (2006). *The National Cancer Control Guidelines*, Jakarta, Ministry of Health of Indonesia.
Umar US (2006). *Community involvement in cancer control in Indonesia*, Jakarta, Indonesian Cancer Foundation (http://2006.confex.com/uicc/uicc/techprogram/P10602.HTM, acceso: 24 de noviembre de 2007).

ABOGACÍA – PASO 5
PREPARAR MENSAJES CLAVE

Invierta tiempo y esfuerzos en crear mensajes contundentes y eficaces que convenzan a los tomadores de decisiones o influyan en los influyentes. Formule mensajes convincentes que incluyan una llamada a la acción.

CONSIDERE SUS METAS Y OBJETIVOS

¿QUÉ QUIERE ALCANZAR?

El proceso de diseño de los mensajes debe tener siempre en cuenta los objetivos de la campaña de abogacía planificada (véase Abogacía – Paso 2) y el público o públicos objetivo, además de la disponibilidad de recursos. Si uno de los objetivos es obtener apoyo de planificadores de políticas y personas influyentes clave para desarrollar o mantener un plan y programa de control integral del cáncer tendrá que considerar los siguientes requisitos para que la abogacía tenga éxito (Selig et al., 2005):

- Tener una definición clara de control integral del cáncer que se pueda explicar de manera sencilla y que resuene en el público y en los planificadores de políticas.
- Articular claramente el impacto que puede tener el control integral del cáncer sobre la carga de cáncer, en particular, en términos de vidas afectadas.
- Estar preparado para responder a preguntas específicas como: ¿Qué diferencia supondrá el programa de control del cáncer? ¿Qué diferencia han marcado programas similares en otros países? ¿Cuánto costará el programa? ¿Cuánto tiempo durará?
- Demostrar concretamente lo que se está consiguiendo optimizando los recursos y qué se abordará si en el futuro se proporcionan recursos adicionales.
- Ser específico sobre productos y resultados cuando se explique la planificación de nuevos programas prioritarios y poner énfasis en cómo reducirán directamente la carga de cáncer estas acciones.
- Disponer de un mensaje único que cruce fronteras regionales y programáticas, que agrupe partes interesadas dispares y relate una historia nacional además de la local.
- Definir, medir y entregar resultados tangibles para mostrar la diferencia que está significando el control integral del cáncer.

POLÍTICA Y ABOGACÍA

Puede ser necesario recalcar a los políticos el hecho de que es previsible que unas pocas intervenciones de control del cáncer tengan un impacto significativo a corto plazo. Por ejemplo:

- Aunque las acciones de control del tabaquismo podrían reducir con relativa rapidez la prevalencia del consumo de cigarrillos por adulto, costaría varias décadas reducir la carga de cánceres relacionados con el tabaco. Una reducción en la actualidad del consumo de tabaco entre jóvenes reduciría significativamente las tasas de cáncer de pulmón en un plazo de 40 años.
- Programas eficaces de detección temprana podrían lograr una reducción del número de cánceres en 5 años y reducir la mortalidad en 10 años.
- En un plazo de 5 años, los mejoramientos asequibles económicamente en el tratamiento de cánceres curables o cánceres que se pueden tratar pero no curar podría aumentar la supervivencia de algunos pacientes.
- En un plazo relativamente corto de tiempo (unos meses), a un gran número de pacientes con cáncer avanzado se les podrían aliviar dolores moderados a graves si se dispusiera de analgésicos opiáceos a todos los niveles de la atención, incluyendo a escala comunitaria.

CONSIDERE SUS PÚBLICOS
¿QUÉ LES MOTIVARÁ PARA PASAR A LA ACCIÓN?
¿QUÉ BENEFICIOS LES REPORTARÁN LAS ACCIONES EN PROBLEMAS ASOCIADOS AL CÁNCER?
¿QUÉ ACTITUDES HARÁN QUE NO ACTÚEN?

Los mensajes se deben preparar siempre a medida del nivel de comprensión y sensibilización del público objetivo. Se deben considerar asimismo los sentimientos y sensibilidades culturales y políticos. Es importante conectar con los valores y posiciones políticas del público. Puede resultar necesario disipar mitos o malentendidos comunes sobre el control del cáncer, como que es demasiado caro o que la enfermedad sólo afecta a personas ancianas. Sin embargo, en lugar de decirle a la gente que está equivocada, hay que intentar reconducir la cuestión con información que atraiga su interés. Por ejemplo, poniendo énfasis en el costoeficacia de la prevención primaria, resaltando la creciente incidencia del cáncer o explicando los beneficios que tiene integrar el control del cáncer con los esfuerzos en enfermedades crónicas.

> Para obtener ejemplos de mensajes de abogacía para enfermedades crónicas, incluido el cáncer, véase *Stop the global epidemic of chronic disease: a practical guide to successful advocacy*, publicado por la OMS y disponible en
> http://www.who.int/chp/advocacy/en/index.html

Abogacía - Paso 5

DESARROLLE LOS MENSAJES

Una vez haya definido sus objetivos y el público destinatario, puede pasar a desarrollar sus mensajes específicos. Estos mensajes determinarán cómo serán percibidos usted y sus argumentos a favor del desarrollo o fortalecimiento del plan de control del cáncer por el público destinatario. Estos mensajes tienen que ser capaces de mostrar el problema y una solución basada en las evidencias científicas. Por encima de todo, los mensajes tienen que ser:

- creíbles, claros, imperiosos, concisos, coherentes y convincentes;
- sencillos y persuasivos y deben incorporar una llamada directa a la acción;
- racionales, morales y atractivos para corazones y mentes;
- repetitivos y reforzados;
- uniformes en el estilo visual.

El enfoque recomendado generalmente es disponer de un *mensaje primario* respaldado por dos o tres *mensajes secundarios*. El *mensaje primario* es el mensaje principal. Es amplio, atractivo para todos los públicos, sencillo y directo. Es el tema que aglutina toda la campaña de abogacía. Por ejemplo:

> *Cada año, miles de personas mueren o sufren a causa de un cáncer avanzado que sabemos que se podría prevenir, curar o atender. ¡Ahora es el momento de actuar y detener este sufrimiento innecesario!*

El propósito de los *mensajes secundarios* es dar apoyo al mensaje principal y explicar cómo se puede conseguir. Los mensajes secundarios deben estar dirigidos a las necesidades, percepciones y preferencias de los públicos objetivo. Los siguientes son ejemplos de mensajes secundarios para públicos involucrados en la planificación e implementación del control del cáncer.

- Podemos prevenir el 30% aproximadamente de todos los cánceres de este país. Todo lo que tenemos que hacer es controlar el consumo de tabaco, fomentar dietas saludables y actividad física y vacunar contra la hepatitis B.
- El 80% de los pacientes de cáncer es diagnosticado tarde, cuando el tratamiento ya no puede ser eficaz.
  Por tanto, tenemos que concentrarnos en dos acciones urgentes:
  - paliar el sufrimiento de todos los pacientes de cáncer avanzado;
  - potenciar la detección temprana y el tratamiento de cánceres frecuentes y cánceres susceptibles de detección temprana, en particular, cáncer de mama y de cuello de útero.
- La mayoría de personas desfavorecidas y con bajos ingresos son las que están en mayor situación de riesgo y las que tienen menor capacidad para proteger y mejorar su salud. Dependen exclusivamente del gobierno de su país. Por ellas, ahora es el momento de actuar.
- Una estrategia de control del cáncer integral e integrada tiene en cuenta un uso más equilibrado, eficiente y equitativo de recursos limitados.

POLÍTICA Y ABOGACÍA

- Un plan de control del cáncer que esté orientado por objetivos, centrado en las personas, que sea realista y esté preparado minuciosamente mediante un proceso participativo es más probable que se traduzca en una implementación eficaz.
- En entornos de bajos recursos, un plan que considere la implementación gradual de unas pocas intervenciones que sean asequibles, costoeficaces y prioritarias tendrá mayores oportunidades de éxito.

Recuerde:
- elegir portavoces eficientes que sean comunicadores creíbles, elocuentes y convincentes;
- articular con claridad el problema y las acciones deseadas;
- poner énfasis en la urgencia y alta prioridad de las acciones recomendadas;
- incorporar intereses humanos y anécdotas en los mensajes.

Las historias reales pueden tener un gran impacto, especialmente si se presentan con fotografías o vídeos. En los módulos *Planificación, Prevención, Diagnóstico y tratamiento y Cuidados paliativos* se recogen algunas historias de la vida real.

Para acceder a más historias de la vida real, vaya a http://www.who.int/cancer/en/
http://www.who.int/chp/chronic_disease_report/cancer_case_studies/en/index.html

ABOGACÍA – PASO 6
ELEGIR MÉTODOS DE ABOGACÍA

En términos generales, existen dos métodos principales de abogacía:

- **Ejercicio de presión o comunicación directa**: involucra influir en los tomadores de decisiones a través de comunicaciones directas y privadas. El ejercicio de presión o '*lobbying*' en encuentros personales con tomadores de decisiones puede ser una herramienta de abogacía potente y costoeficaz.
- **Hacer campaña a favor**: involucra hablar públicamente sobre la cuestión con vistas a generar una respuesta del público en general utilizando diversas técnicas como:
    - correos electrónicos o cartas en cadena
    - artículos de opinión y cartas a editores de periódicos
    - boletines informativos
    - endoso por parte de celebridades
    - asociaciones con periódicos, periodistas y realizadores de cine
    - boletines en Internet y debates en línea
    - eventos públicos
    - campañas publicitarias a gran escala.

La elección del método dependerá mucho del público objetivo, del mensaje que se quiera transmitir, de los recursos disponibles y del contexto cultural y socioeconómico. La tabla 3 facilita una plantilla que ayuda a decidir qué métodos de abogacía serían los más apropiados en una situación determinada.

Tabla 3. Plantilla para decidir sobre posibles métodos de abogacía

Método	Fortalezas	Debilidades	Eficacia en condiciones ideales	Eficacia en condiciones reales	Riesgos (seguridad)	Costo o costoeficacia
Informe con recomendaciones o notas resumen						
Trabajo desde el interior de organizaciones o del gobierno						
Ejercicio de presión o reuniones personales						
Presentaciones en conferencias profesionales, encuentros públicos, eventos de atención de la salud						
Llamamientos dramáticos y emotivos						
Comunicados de prensa						
Entrevistas en medios de comunicación						
Conferencias de prensa						

Abogacía - Paso 6

ACERCAMIENTO A LOS TOMADORES DE DECISIONES

Al aproximarse a tomadores de decisiones con intención de influir en las políticas y planificación del control del cáncer conviene tener en mente las siguientes sugerencias:

PREPÁRESE
- Repase los mensajes clave y la documentación relativa a su plan nacional del cáncer. Sea conocedor de sus propias circunstancias y esté preparado para contar su historia personal: por qué cree que el cáncer es importante y por qué el gobierno tiene que pasar a la acción.
- Facilite material impreso y audiovisual sencillo con ilustraciones atractivas para reforzar los puntos principales y las acciones que deben emprender los tomadores de decisiones. Por ejemplo, cuando pretenda sensibilizar sobre la carga de cáncer y posibles intervenciones debe disponer de gráficas que muestren la magnitud y tendencias del problema del cáncer y de sus factores de riesgo, especificando el número de cánceres que se podría prevenir, detectar de forma temprana, curar o cuyo sufrimiento se podría aliviar, si estuvieran en marcha políticas integrales y acciones. Facilite ejemplos e historias de la vida real sobre buenas prácticas de países con una situación socioeconómica similar.
- Haga una valoración de riesgos: ¿Cuáles son los argumentos en contra? ¿Qué creen o qué dicen sobre el control del cáncer sus opositores y quienes no dan su apoyo? ¿Quién influye en los tomadores de decisiones?

Un texto sugerido para este propósito es el siguiente:

Un control integral del cáncer facilita un marco de trabajo conjunto de todos los niveles del gobierno para:
- *reducir los riesgos de desarrollar cáncer y de morir de cáncer;*
- *mejorar la atención oncológica y la calidad de vida mediante un mejor tamizaje, tratamiento y acceso a los servicios.*

Implementar un control integral del cáncer significa que:
- *menos ciudadanos enfermarán de cáncer y menos ciudadanos morirán de cáncer;*
- *las personas con cáncer tendrán acceso a un tratamiento y atención puntuales y de alta calidad;*
- *cuando el cáncer no se pueda curar, los pacientes recibirán una atención terminal compasiva y de alta calidad, cercana a familia y amigos, sin soportar un dolor innecesario;*
- *se ahorrará dinero eliminando duplicidades de los sistemas actuales;*
- *se podrá hacer un seguimiento fiable de las tendencias del cáncer para poder monitorizar cómo está actuando nuestro país en comparación con el resto del mundo.*

Implementar un control integral del cáncer involucrará costos:
- *se estima que el costo de implementar el plan será X;*
- *sin embargo, el costo de no implementar un plan nacional para controlar el cáncer es inimaginable.*

POLÍTICA Y ABOGACÍA

CONCIERTE UNA REUNIÓN
- Llame a la oficina del tomador de decisiones y concierte una cita.
- Confirme la hora y lugar de su reunión en una carta posterior en la que también manifieste con claridad su propósito al concertar la reunión. Indique asimismo quién asistirá a ella.
- Considere invitar a representantes de otras organizaciones locales de apoyo: cuanto mejor pueda mostrar a esa autoridad una comunidad sólida y unida con un mensaje claro sobre el control del cáncer, más convincente será su presentación y más probabilidades habrá de que gane su apoyo.

PREPÁRESE PARA LA REUNIÓN
- Averigüe quién es ese cargo público; habitualmente, se puede encontrar información sobre funcionarios públicos en los sitios web del gobierno y en reportajes de los medios de comunicación.
- Prepare un orden del día; recuerde que el propósito de la reunión es conseguir el apoyo de un tomador de decisiones para controlar el cáncer, y cuanto antes, mejor.
- Prepárese para hablar sobre los beneficios de trabajar juntos y de prestar apoyo al plan del cáncer. Céntrese en soluciones posibles.
- Identifique qué puede hacer el tomador de decisiones para ayudar: apoyar un financiamiento sostenible para el control del cáncer, obtener el compromiso de otros cargos electos de su partido, plantear la cuestión en asambleas de su partido o en comités de salud o económicos, pedir a los colegas de su partido que apoyen el plan de control del cáncer, hablar o redactar una carta de apoyo para los ministros correspondientes, formular preguntas en sesiones legislativas.

EN LA REUNIÓN
- Preséntese a usted mismo y a su organización, así como a los representantes de otras organizaciones que asistan con usted.
- Haga un esbozo de sus metas y objetivos: qué quiere lograr como resultado de la reunión.
- Haga una petición (si la tiene) al cargo público y pregunte si le ayudará a recoger firmas, incluyendo la de otros parlamentarios y colegas de su grupo o partido político.

INTERACTUACIÓN CON LOS MEDIOS DE COMUNICACIÓN

Hablar con los medios de masas es hablar con el público, o como mínimo, con parte de él. La *WHO communications toolkit* (WHO, 2007b) proporciona directrices prácticas sobre cómo interactuar con éxito con los medios de comunicación y desarrollar productos de comunicación eficaces. Cuando se trata con los medios de comunicación es importante ser consciente de que sus formas no son todas iguales. Televisión, radio y medios escritos tienen a menudo exigencias diferentes y en ocasiones, en competencia. Algunos quieren un videoclip de 30 segundos, mientras otros necesitan un análisis de los hechos en profundidad. Las agencias de comunicación más importantes o nacionales suelen tener personal específico especializado en asuntos de salud. Éstas son las personas a las que de forma ideal usted querría dirigirse. Tienen los contactos, conocen a los actores y son (o pretenden ser) entendidos. Sin embargo, a escala regional o local y dependiendo de sus intereses u otras cuestiones, su historia es muy probable que sea asignada a un periodista general que ayer cubrió un vertido medioambiental y el anterior, un reportaje con interés humano o un accidente de coche.

Abogacía - Paso 6

Algunos consejos generales para relacionarse con los medios de comunicación son:

- Es inevitable que, se dirija a quien se dirija, usted sepa más sobre la cuestión que su interlocutor. Por tanto, cuanto más fácil le haga el trabajo a un periodista, más probabilidades tendrá de que el tratamiento del asunto sea imparcial o incluso favorable. Una forma de conseguirlo es facilitar una declaración resumen escrita o un comunicado de prensa.
- Puede esperar que sus mensajes sean filtrados y modificados por los medios de comunicación. Con toda certeza, la mayoría de periodistas intentarán hacerlo, especialmente si no son muy buenos. Por tanto, éstas son razones más que suficientes para que su mensaje sea sencillo y lo repita siempre que pueda, especialmente en una entrevista retransmitida.
- No hable en nombre de otros. Si se le pide una opinión sobre por qué el ministro está haciendo esto o lo otro, no responda en su nombre, especialmente si entre él y usted hay una relación de confrontación.
- Asegúrese de que sus mensajes sean interesantes, completos, claros y concisos. Cuanto más claros y concisos sean, mayor probabilidad habrá de que sean transmitidos con exactitud:
  - Decida por anticipado cuáles van a ser sus mensajes clave. Elija unos pocos mensajes con los que esté familiarizado o se sienta cómodo y cíñase a ellos.
  - Haga un trabajo de ventas. Para ello, utilice la forma activa y no la pasiva. No diga "El cáncer debe quedar bajo control" sino "Debemos controlar el cáncer"; diga "Somos…" en lugar de "Los ciudadanos son…".
  - Una vez haya desarrollado sus mensajes, practique lo que va a decir, palabra por palabra, hasta que lo haga con toda naturalidad.
  - Utilice ejemplos concretos pero cortos y no dude en repetir su frase clave de venta, frase que debe ser clara, sencilla y fácil de recordar (para usted y para el entrevistador). Siga este consejo que ha demostrado ser muy útil: QUE SEAN CORTOS y SENCILLOS.

> Para obtener ejemplos sobre campañas y herramientas de abogacía del cáncer, véanse:
> Campaña de Control del Cáncer de Canadá: http://www.controlcancer.ca/
> Herramientas útiles sobre abogacía del cáncer: http://www.cancerforum.ca/
> Día Mundial del Cáncer: http://www.worldcancercampaign.org/
> Día Mundial Sin Tabaco: http://www.who.int/tobacco/communications/events/wntd/en/index.html

> Para obtener información sobre el uso de Internet para acceder directamente a un público y asesoría sobre cómo planificar eventos públicos eficaces, consulte la publicación de la OMS *Stop the global epidemic of chronic disease: a practical guide to successful advocacy*, disponible en http://www.who.int/chp/advocacy/en/index.html

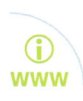

Los esfuerzos en abogacía de la Fundación del Cáncer de Mama de Egipto (véase el recuadro de la página 34) han conducido a una mayor sensibilización entre el público en general y los profesionales de la salud sobre la importancia del tamizaje y constituyen los cimientos para un programa piloto nacional de cáncer de mama dirigido por el Gobierno.

EGIPTO
Esfuerzos de abogacía para sensibilizar sobre el cáncer de mama

La Fundación del Cáncer de Mama de Egipto (BCFE), fundada en 2003 por un reducido grupo de profesionales de la atención de la salud, sobrevivientes de cáncer de mama y ciudadanos con espíritu de servicio público, se creó como organización no gubernamental sin ánimo de lucro bajo los auspicios del Ministerio de Solidaridad Social. En ese momento, no había ningún programa oficial de sensibilización sobre el cáncer de mama y ninguna organización no gubernamental trabajaba en esta área. El público en general no era receptivo a la información sobre el cáncer, un tema considerado tabú en esta cultura.

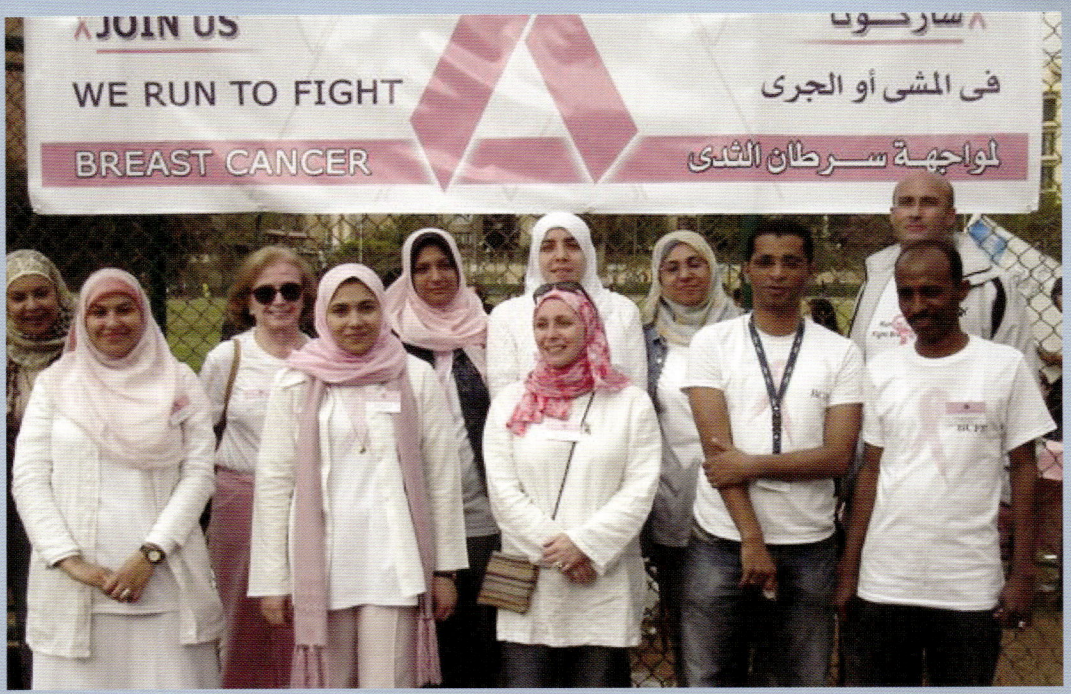

La BCFE abogaba en pro de unos servicios y sensibilización sobre el cáncer de mama con la premisa de que atender al público de forma apropiada genera clientes felices y un reconocimiento positivo; se logró principalmente mediante una serie de presentaciones educativas y ofreciendo programas de tamizaje y servicios directos. Más específicamente, la estrategia inicial de la BCFE involucraba:

- ofrecer al público información que no fuera intimidatoria, que desmitificara el asunto y corrigiera la información errónea fuertemente arraigada;
- proporcionar esta información en presentaciones orales a grupos con una mínima cantidad de material escrito (reconocer que ésta es una cultura que prefiere la información oral a la escrita);
- introducir la idea de tamizaje tras las sesiones de información oral;
- proporcionar asistencia a los sectores público y privado cuando se solicitara;
- anunciar una filosofía de colaboración con el Gobierno para cubrir la brecha existente entre lo que necesitan los ciudadanos y lo que puede proporcionar de forma realista el gobierno de un país en desarrollo con gran cantidad de población indigente;
- mantener una posición no crítica sobre la falta de progresos del Gobierno hacia la sensibilización y servicios de cáncer de mama;

Abogacía - Paso 6

- desarrollar relaciones continuas con organismos e instalaciones del gobierno;
- mantener informado al Ministro de Salud y Población sobre las actividades.

La recaudación de fondos es una actividad importante de la BCFE. Los fondos operativos se generan a través de patrocinios del evento anual Run for Cure, donaciones del público durante el ramadán y la recaudación activa de fondos por el presidente y miembros del consejo de dirección.

En la actualidad, como resultado del trabajo de la BCFE se están prestando servicios de detección temprana en 41 clínicas de El Cairo, Alejandría, Delta y Asuán. En todos sus proyectos, la BCFE ha tomado un papel discreto y ha permitido que los méritos que reporta el proyecto fueran disfrutados por funcionarios del gobierno.

Recientemente, el Ministro de Salud y Población anunció el lanzamiento de un programa piloto nacional de tamizaje del cáncer de mama de un año de duración. La BCFE ya ha establecido los cimientos sobre los que se puede construir con éxito el programa nacional y seguirá fomentando un programa nacional de tamizaje que sea realista, económico, eficaz y sensible culturalmente.

La BCFE no ha ejercido nunca presión formalmente sobre el gobierno para influir en las políticas, optando en cambio por adoptar una postura no intimidatoria que propiciara la colaboración en lugar de una actitud competitiva o enjuiciosa. Ha tenido éxito al ofrecer de forma profesional algo muy necesitado: educación y servicios. Ofreciendo sólo los servicios que se le solicitan, la BCFE ha evitado meticulosamente una abogacía militante y ha tenido éxito en hacer sus estrategias de abogacía a medida de la cultura local. Un perfil sencillo, unos servicios eficaces y el uso discreto de los wasta (contactos personales en puestos de alto nivel) parecen ser la mejor combinación de trabajo en esta situación.

Fuentes: Información facilitada por Lois Crooks, Director Ejecutivo de Voluntariado, Secretario General y Miembro Fundador, Fundación del Cáncer de Mama de Egipto, y Dr. Mohamed Shaalan, Professor Asociado de Cirugía, Co-Director de la Unidad de Detección Temprana y Prevención, Instituto Nacional del Cáncer, y Presidente Fundador, Fundación del Cáncer de Mama de Egipto.

Para obtener más información sobre las diversas actividades de la Fundación del Cáncer de Mama de Egipto, vaya a http://www.bcfe.org/.

POLÍTICA Y ABOGACÍA

ABOGACÍA – PASO 7

PREPARAR E IMPLEMENTAR EL PLAN DE ABOGACÍA

Un plan de abogacía debe tener en cuenta todos los elementos descritos en las secciones anteriores: metas y objetivos, grupos destinatarios y actividades específicas que se deban emprender, así como determinación de los papeles y responsabilidades de los partícipes interesados, cronogramas, resultados esperados a corto y largo plazo y recursos disponibles y necesarios.

El plan de implementación de la abogacía debe ser dinámico y capaz de abordar necesidades que cambian a medida que evoluciona con el tiempo el proceso de planificación e implementación del programa nacional de control del cáncer. Un buen plan de abogacía será capaz de responder a las nuevas necesidades que se identifiquen de apoyo político y mayor sensibilización de la comunidad, por ejemplo, reactivando el desarrollo de un plan integral que hubiera quedado retenido, implementando y ampliando las intervenciones prioritarias o influyendo en estrategias de mejoramiento que incluyan la reorganización o movilización de recursos adicionales para un componente específico del programa de control del cáncer.

En los módulos *Planificación, Prevención, Detección temprana, Diagnóstico y tratamiento y Cuidados paliativos* se facilitan más detalles sobre la planificación e implementación de un programa integral de control del cáncer y sus distintos componentes.

Abogacía - Paso 7

UTILICE UN MODELO LÓGICO PARA TRAZAR SU PLAN

Un modelo lógico es una presentación visual de cómo llevará a cabo un grupo el trabajo de abogacía y de la teoría y suposiciones subyacentes en el plan de acción que se desea implementar. Muestra las relaciones entre los recursos que se tienen (o necesitan) para implementar un plan, las actividades que está previsto realizar y los resultados que se espera conseguir (figura 1).

Cada componente de un modelo lógico está vinculado al siguiente en una relación lógica condicional "si-entonces", en gran medida similar a la programación informática. Si se tiene acceso a recursos, entonces se pueden realizar las actividades planificadas; si se realizan las actividades (aportaciones), entonces se pueden poner en práctica acciones de abogacía (productos). Si se tiene un efecto positivo sobre las políticas de control del cáncer, entonces el público se beneficiará (resultados); si se benefician los ciudadanos, entonces habrá confianza en que se produzcan cambios en la comunidad y en el país (impacto).

Figura 1. Componentes de un modelo lógico

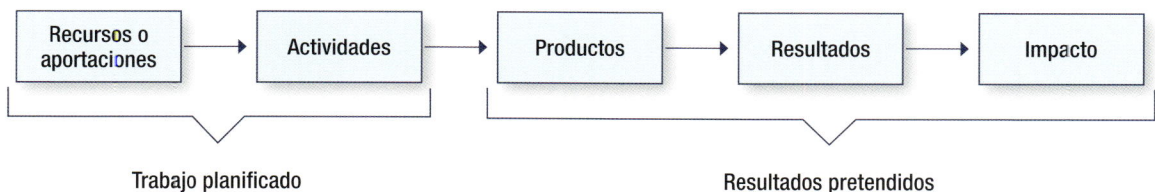

Al emprender acciones, recuerde:
- No tenga temor a la controversia. En cambio, intente darle la vuelta en su propio beneficio.
- Evite actividades ilegales o poco éticas.
- Haga que los planificadores de políticas asuman sus compromisos.
- Mantenga un expediente de éxitos y fracasos.
- Publique su plan de abogacía en su sitio web (o en el sitio web de uno de los grupos miembro) y utilícelo para medir mensualmente sus progresos.
- Programe una reunión o conferencia telefónica mensual para mantener informados y motivados a los miembros de su grupo de abogacía.
- Monitorice la opinión pública y haga publicidad de desarrollos positivos.
- Haga el reconocimiento y acreditación del papel de los planificadores de políticas y socios de la coalición.

La Campaña de Control del Cáncer de Canadá facilita un buen ejemplo de lo que puede conseguir un plan de abogacía eficaz en términos de adelantar la adopción de una estrategia nacional de control integral del cáncer (véase el recuadro de la página 38).

POLÍTICA Y ABOGACÍA

CANADÁ
Una exitosa campaña nacional de abogacía en pro del control del cáncer

La Estrategia Canadiense para el Control del Cáncer fue dada a conocer en 2002 por parte de una coalición intersectorial de partes interesadas gubernamentales y no gubernamentales como una iniciativa nacional de salud coordinada que pretendía hacer que los sistemas de salud de Canadá se enfrentaran al desafío del aumento del cáncer.

La Campaña de Control del Cáncer surgió como una colaboración única de más de 70 organizaciones del cáncer líderes de Canadá para elevar la sensibilización del público sobre el control del cáncer en todo el país mediante anuncios destacados en los medios de comunicación, galvanizar las bases de la abogacía y el apoyo de los medios de comunicación. El propósito principal de la campaña era educar a los líderes políticos sobre las estadísticas del cáncer y la necesidad de un compromiso sostenible de los esfuerzos de control del cáncer en todo el país. Se realizaron talleres de formación de liderazgo para enseñar a grupos de todo el país destrezas de abogacía, para que pudieran hablar sobre la necesidad de controlar el cáncer y para recaudar fondos que dieran sustento a los esfuerzos. Los participantes en los talleres se reunieron después con miembros del parlamento, miembros de los parlamentos provinciales y de las asambleas legislativas, escribieron cartas a los periódicos, distribuyeron peticiones e involucraron a sus organizaciones en los esfuerzos de financiamiento e implementación de la Estrategia Canadiense para el Control del Cáncer. Haciendo correr la voz, la comunidad del cáncer empezó a alinearse para dar apoyo a la estrategia.

Al mismo tiempo, una campaña publicitaria nacional en la prensa elevó el perfil de la situación del cáncer entre el público en general y le involucró en el debate sobre la necesidad de una estrategia nacional. Los anuncios reclamaban mejoramientos fundamentales en la respuesta de Canadá al control del cáncer "poniendo a trabajar nuestros conocimientos para reducir el cáncer". Esta frase se convirtió posteriormente en un 'mantra' unificador para la comunidad del cáncer. Una vez aprovechados los medios de comunicación para el asunto, en las emisoras de radio, periódicos y cadenas de televisión nacionales empezaron a desvelarse muchas historias, recogiendo respuestas del público a través de cartas y llamando la atención de los políticos sobre la necesidad de una estrategia nacional.

Estas acciones de abogacía culminaron en el compromiso del gobierno de financiar la estrategia de control del cáncer de Canadá a través de la Asociación Canadiense Contra el Cáncer. Dos medidas que indican el éxito de la abogacía son el compromiso formal de financiamiento en el presupuesto federal y el establecimiento de una estructura independiente para administrar el financiamiento e implementación de la estrategia.

La evaluación del plan indicó que diversos enfoques generales fomentaban el liderazgo pancanadiense para hacer avanzar la política de control del cáncer. Así, unas valiosas lecciones de la experiencia canadiense en la abogacía del control del cáncer son:
- mantener la presión y el impulso a largo plazo;
- prestar atención al cronograma;
- estar muy bien organizados e informados;
- ser enérgicos pero flexibles;
- compartir el éxito con los demás;
- ser visibles para políticos y comunidades;
- crear situaciones donde todos ganan;
- aprender de la comunidad empresarial cómo pueden funcionar modelos de eficacia.

Fuente: The Campaign to Control Cancer in Canada, (http://www.controlcancer.ca, acceso 24 de noviembre de 2007)

Para obtener más información de la Asociación Canadiense Contra el Cáncer, vaya a http://www.partnershipagainstcancer.ca/

La figura 2 muestra el modelo lógico utilizado por la Campaña Canadiense de Control del Cáncer para su plan de abogacía 2008-2009.

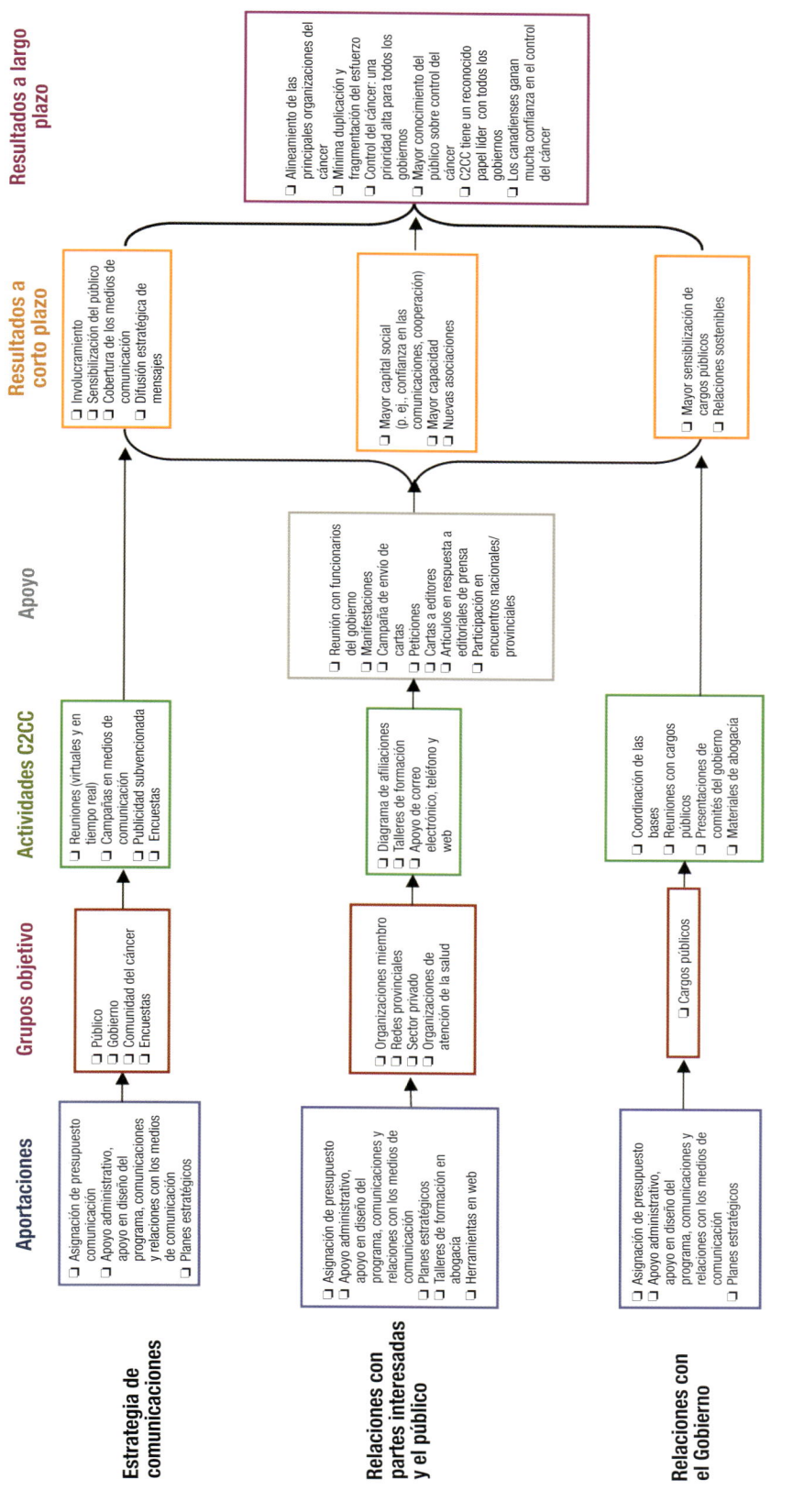

POLÍTICA Y ABOGACÍA

MOVILIZAR RECURSOS

Las voces y prioridades de las partes interesadas en la atención de la salud (especialmente, las de los que representan a poblaciones vulnerables) a menudo quedan relegadas en los debates públicos y en las decisiones políticas. Por ello, la abogacía a menudo involucra cambiar la opinión pública y las políticas de la comunidad, institucionales o del gobierno para acoger esas voces. Además, los organismos privados y públicos de financiamiento de la atención de la salud, con miras a un cambio sistémico más amplio, consideran las estrategias de abogacía cada vez más como un medio de ampliar el acceso a la atención de la salud, movilizar y hacer un uso más eficaz de los recursos, eliminar desigualdades, hacer frente a las crecientes tasas de incidencia y asumir otros problemas difíciles.

Sin embargo, utilizar la abogacía para crear el cambio tiene sus desafíos. Se puede animar a los entes de financiamiento a que consideren cómo podría adaptarse la abogacía a su trabajo y cómo se podría utilizar como estrategia para anticipar las metas compartidas, pero como en la mayoría de estrategias, un tamaño no se adecua a todos. El enfoque de la abogacía de cada uno de esos entes es distinto y se enraíza en diferentes ideologías y motivaciones.

La abogacía del control integral del cáncer puede ser considerada como una inversión porque unas buenas estrategias de abogacía ayudarán a movilizar recursos para el desarrollo de políticas y para ampliar programas, como en el caso de Estados Unidos de América (véase el recuadro de la página 42). Muchas de las estrategias de abogacía utilizadas en Estados Unidos se pueden adaptar a cualquier país; a este respecto, es probable que las siguientes acciones sean de especial interés para los usuarios de estas directrices:

- realizar ensayos piloto de las acciones integrales en una zona geográfica relativamente pequeña y medir los resultados (véase también el módulo *Planificación*);
- utilizar los resultados satisfactorios para abogar por una acción integral y por un mayor apoyo para ampliar el programa;
- mantener juntos a todos los socios e insistir en dar los argumentos con una sola voz.

Téngase en cuenta que se puede lograr mucho utilizando técnicas relativamente baratas, como cadenas de correos electrónicos o de cartas, '*chats*' de Internet, cartas a editores de periódicos y participación en programas de radio y televisión. Aprovechar eventos asociados ya financiados puede ser también una forma costoeficaz de atraer la atención pública. Por ejemplo, a menudo es posible invitar a tomadores de decisiones clave a las sesiones de apertura o clausura de un taller de formación o de una conferencia, donde se les puede informar directamente sobre los progresos conseguidos en un programa determinado y pueden quedar también expuestos a mensajes pertinentes para pasar a la acción.

Las bases de datos electrónicas, los sitios web y las listas de correos electrónicos son una forma rápida y barata de distribuir información y hacer llamadas a la acción. Todos los participantes en las acciones de abogacía deben utilizar los mismos mensajes y citar las mismas evidencias o hechos actuales. También deben disponer de la información apropiada (nombre, cargo, información de contacto) de los tomadores de decisiones a los que pretendan dirigirse.

EMPRENDER ACCIONES ESTRATÉGICAS DE ABOGACÍA

La siguiente lista de acciones sugiere una secuencia posible de pasos a dar cuando se implementa un plan de abogacía:

- Reunir a la comunidad para definir las necesidades nacionales o regionales actuales de abogacía del cáncer.
- Identificar, categorizar y planificar las afiliaciones e influir en la comunidad de partes interesadas en la atención del cáncer.
- Decidir y documentar las metas y objetivos actuales (p.ej., captar en un plazo de un año a profesionales y comunidad de pacientes de cáncer para sensibilizar a los políticos tomadores de decisiones clave sobre esta cuestión y la necesidad de un plan de control integral).
- Evaluar y documentar los métodos de abogacía utilizados (p.ej., medios de comunicación utilizados, red de contactos, vehículos de comunicación, relaciones con el gobierno).
- Evaluar la cantidad y calidad de los servicios (p. ej., educación, distribución de información y nueva legislación).
- Evaluar y documentar los recursos colectivos disponibles (p.ej., recursos económicos, recursos humanos -plantilla de personal, profesionales, voluntarios- y capital social -confianza, entendimiento, comunicaciones-).
- Crear una red de defensores que lideren mediante el ejemplo y demuestren los valores y metas del control integral del cáncer, y consultarles.
- Involucrar a miembros y partes interesadas creando un terreno común al compartir una misma visión, planificación, acciones y aprendizaje.
- Posibilitar y movilizar a la red de partes interesadas para que actúe conjuntamente con una voz y visión únicas.
- Medir el impacto de la acción hasta una fecha determinada, modificar los métodos de abogacía según sea necesario y ampliar la red mediante la acción directa de la comunidad y el involucramiento del público aprovechando el impulso colaborativo creado.

Una voz que demanda el cambio es más potente cuando se combina con muchas otras.

POLÍTICA Y ABOGACÍA

LOS ESTADOS UNIDOS DE AMÉRICA
El impacto de la abogacía en la ampliación del control integral del cáncer

En 1994, los Centros de Control y Prevención de Enfermedades (CDC) de Estados Unidos empezaron a desarrollar un enfoque integral para el control del cáncer que incluía un marco de planificación estratégica para el cáncer que fuera aplicable a escala estatal. Después de ensayar satisfactoriamente el modelo en unos pocos estados, sus defensores empezaron a informar a los planificadores de políticas sobre su valor.

Se creó la organización One Voice Against Cancer (OVAC) para transmitir a los poderes ejecutivo y legislativo del Gobierno de Estados Unidos un mensaje único sobre las prioridades oncológicas nacionales y para alentar el financiamiento federal de la investigación oncológica en los Institutos Nacionales de Salud y en el Instituto Nacional del Cáncer, así como de la acción directa del público y de los programas de tamizaje de los CDC. Desde su concepción en 2000, OVAC se ha convertido en una coalición bien integrada de más de 40 organizaciones nacionales. Gracias a su propósito de apoyar el financiamiento sostenido de los programas de cáncer en las instituciones antes mencionadas, OVAC ha tenido mucha eficacia en la consecución de sus metas.

Como resultado, en parte de estos esfuerzos de abogacía, el Congreso de Estados Unidos reconoció formalmente el concepto de control integral del cáncer y lanzó un programa independiente para emprender esta tarea. Durante los siguientes 6 años, el financiamiento del Programa de Control Integral del Cáncer se ha multiplicado por más de 10. Con los fondos adicionales, el número total de programas de control integral del cáncer en los estados y territorios ha crecido de 6 a 61. Este éxito demuestra el poder que tiene el trabajo conjunto para abogar en pro de un enfoque integral para luchar contra el cáncer.

Fuente: Selig W et al. (2005). Advocacy and comprehensive cancer control. *Cancer Causes and Control*,16(Suppl.1):S61–S68.

Para obtener más información sobre las actividades de OVAC, véase http://www.ovaconline.org/

ABOGACÍA – PASO 8
MONITORIZAR Y EVALUAR

La continuidad no tiene fin: la abogacía es un proceso continuo de aprendizaje de planificación, reflexión y actuación.

Los esfuerzos de abogacía se deben evaluar de la misma forma que cualquier otra campaña de comunicación. Como la abogacía a menudo sólo proporciona resultados parciales, un equipo de abogacía tiene que monitorizar y medir regularmente y de forma objetiva qué se ha conseguido y qué queda por hacer.

Monitorizar es medir los progresos hacia la consecución de los objetivos fijados considerando qué actividades están funcionando bien y cuáles no. La evaluación está relacionada con juzgar la calidad e impacto de las actividades. La evaluación pregunta por qué algunas acciones funcionaron bien y otras no y por qué algunas actividades tuvieron el impacto deseado y otras no. Es necesario considerar la evaluación del proceso (cómo se trabajó) y la evaluación del impacto (qué ha cambiado) (véase el módulo *Planificación*).

Hay muchas formas de monitorizar y evaluar el trabajo de abogacía. Los métodos pueden ser:
- cualitativos (p. ej., monografías, historias, opiniones, cuestionarios de encuestas);
- cuantitativos (p. ej., estadísticas o tendencias que indiquen un cambio con el tiempo).

Los métodos de monitorización se deben elegir de acuerdo con los indicadores que se haya seleccionado para evaluar el impacto del trabajo. Los métodos de monitorización pueden incluir:
- mantenimiento de expedientes de reuniones, correspondencia o conversaciones con públicos objetivo y las respuestas obtenidas;
- hacer un seguimiento de las ocasiones en que cargos públicos, otros influyentes clave o los medios de comunicación utilicen los mensajes clave o notas resumen que se les haya transmitido;
- realizar encuestas y entrevistas para determinar el impacto que han tenido las acciones y el reconocimiento que han recibido;
- monitorizar a los medios de comunicación y hacer un seguimiento de la cobertura del asunto en ellos.

POLÍTICA Y ABOGACÍA

La evaluación se debe basar en las metas y objetivos que se marcaron al inicio del proceso de planificación de la abogacía. Las preguntas que se pueden formular para evaluar el impacto del trabajo realizado son las siguientes:

- ¿Se han alcanzado los objetivos?
- ¿Cuántas reuniones se han mantenido con tomadores de decisiones clave y qué resultados tuvieron?
- ¿Qué acciones emprendieron estos tomadores de decisiones clave?
- ¿La situación es mejor que antes? ¿En qué medida?
- Si no se produjo ningún cambio ¿Cómo se podrían cambiar los métodos de abogacía?
- ¿Qué se haría de otra forma la próxima vez?
- Las personas involucradas en los esfuerzos de abogacía ¿Están satisfechas con los resultados y con la forma en que se implementó el trabajo? ¿Siguen involucradas?

> Los indicadores de resultados del control del cáncer serán útiles para determinar qué diferencia han supuesto los esfuerzos de abogacía. *National cancer control programmes: policies and management guidelines* (WHO, 2002) o los módulos de *Detección temprana, Diagnóstico y tratamiento y Cuidados paliativos* facilitan más información y directrices sobre los marcos apropiados de monitorización y evaluación pertinentes para el control integral del cáncer y sus componentes. Vaya a http://www.who.int/cancer/modules/en/index.html

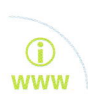

A menudo, la abogacía es un proceso continuo. Así, en lugar de dirigirse simplemente a una política o norma legislativa individual, los planes de abogacía deben tener metas y objetivos múltiples o estar siempre en proceso de cambio. Por ello, de forma ideal, los planes se deben diseñar para que sean sostenibles con el tiempo. Planificar para la continuidad significa articular metas a largo plazo, mantener unidas coaliciones funcionales y ajustar los métodos de abogacía a medida que cambien las circunstancias.

A largo plazo será necesario evaluar las situaciones que resulten de las actividades de abogacía. Posibles escenarios y cursos de acción recomendados son:

- Si se producen los cambios deseados en la política, monitorizar su implementación.
- Si no se producen los cambios deseados en la política, revisar la estrategia y acciones previas de abogacía, revisar la estrategia, aprobar un nuevo proceso de abogacía o identificar otras acciones a emprender.
- Desarrollar planes para sostener o reforzar el cambio deseado.

CONCLUSIÓN

La abogacía es necesaria en todas las situaciones y durante todo el ciclo de vida de la planificación, implementación, monitorización y evaluación del control integral del cáncer, pues su fin es influir en los tomadores de decisiones para que se realicen los cambios deseados en la política y se recauden recursos para el programa de forma puntual, sostenible y equitativa. Las estrategias de abogacía pueden ser relativamente baratas y eficaces siempre que formen parte de un plan de abogacía bien concebido.

La abogacía del control integral del cáncer está dirigida normalmente a tomadores de decisiones, pero también tiene que dirigirse a líderes y grupos influyentes, así como al público en general, para movilizar así en su momento a toda la sociedad en una lucha sostenida contra el cáncer. La formación de coaliciones y la movilización social son factores críticos para el éxito de los esfuerzos de abogacía.

Los ministros de salud son habitualmente los principales objetivos de los líderes y organizaciones internacionales que abogan en pro de políticas y programas de control integral del cáncer. Desarrollar un programa integral (o uno de sus componentes) como punto inicial en una zona relativamente pequeña para demostrar el éxito a corto o medio plazo es una herramienta poderosa que pueden utilizar los defensores para captar el apoyo de ministros de salud y otras autoridades locales y para argumentar la necesidad de mayor apoyo y de la ampliación del programa.

A medida que evolucione la situación, los ministros de salud pueden jugar un papel crucial en abogar ante otros planificadores de políticas para que se concentren e inviertan en prevención y control del cáncer. Los ministros de salud pueden implementar acciones de abogacía directamente o de forma indirecta dando su apoyo a organizaciones de abogacía.

Toda persona que esté involucrada directa o indirectamente en el control del cáncer puede ser un defensor en tanto en cuanto esté preparada para dedicar tiempo, conocimientos y aptitudes, para trabajar en equipo y para hablar con una sola voz para conseguir los resultados deseados. No obstante, sin importar quién actúe como defensor del control del cáncer, los esfuerzos de abogacía requieren una planificación minuciosa y unas estrategias sostenidas hechas a la medida del entorno político, cultural, social y económico.

Nunca dudes que un pequeño grupo de ciudadanos preocupados y comprometidos puede cambiar el mundo; en realidad, es la única cosa que sí lo ha hecho.

Margaret Mead, antropóloga
1901–1978

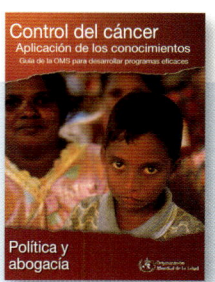

Se pretende que este módulo sobre Política y abogacía evolucione en respuesta a las necesidades y experiencias de cada país. La OMS da la bienvenida a las aportaciones de aquellos países que deseen compartir su éxito en política y abogacía. La OMS también abre sus puertas a las solicitudes de información de los países en relación con sus necesidades específicas. Serán bienvenidas especialmente las evidencias sobre barreras para la política y abogacía en el contexto de los países, así como las lecciones aprendidas al superarlas (contacto en http://www.who.int/cancer).

REFERENCIAS

- OMS (2002). *Programas nacionales de lucha contra el cáncer, directrices sobre política y gestión.* Ginebra, Organización Mundial de la Salud.

- Selig W et al. (2005). Advocacy and comprehensive cancer control. *Cancer Causes and Control*,16(Suppl.1):S61–S68.

- UICC (2006). *National cancer planning resources for non-governmental organizations.* Ginebra, Unión Internacional contra el Cáncer.

- UNICEF (1993). *We will never go back: social mobilization in the child survival and development programme in the United Republic of Tanzania.* Nueva York, Fondo de las Naciones Unidas para la Infancia.

- Wallack L (1989). Mass communication and health promotion: a critical perspective. En: Rice RE, Atkin C, eds. *Public communication campaigns*, 2nd ed. Newbury Park, CA: Sage:353–367.

- WHO (2007a). *Stop the global epidemic of chronic disease: a practical guide to successful advocacy.* Ginebra, Organización Mundial de la Salud.

- WHO (2007b). *WHO communications toolkit.* Ginebra, Organización Mundial de la Salud.

RECONOCIMIENTOS

REVISORES TÉCNICOS EXTERNOS

La OMS agradece a los siguientes expertos externos la revisión de los borradores del módulo. Los expertos que realizaron las revisiones no endosan necesariamente todo el contenido de la versión final.

Neil Berman, Agencia del Cáncer de la Columbia Británica, Canadá
Yasmin Bhurgri, Registro de Cáncer de Karachi y Universidad Aga Khan de Karachi, Pakistán
Heather Bryant, Consejo del Cáncer de Alberta, División de Información y Salud de la Población, Canadá
Eduardo L. Cazap, Sociedad Latinoamericana y Caribeña de Oncología Médica, Argentina
Frances Prescilla L. Cuevas, Departamento de Salud, Filipinas
Henry Ddungu, Asociación Africana de Cuidados Paliativos, Uganda
Igor Glasunov, Centro Estatal de Investigación de Medicina Preventiva, Federación Rusa
Neeta Kumar, Asesor de Control del Cáncer, Ginebra, Suiza
Faith Mwangi-Powell, Asociación Africana de Cuidados Paliativos, Uganda
Sania Nishtar, Heartfile, Pakistán
Rimma Potemkina, Centro Estatal de Investigación de Medicina Preventiva, Federación Rusa
You-Lin Qiao, Instituto del Cáncer, Academia China de Ciencias Médicas y Union Medical College de Pekin, China

EL SIGUIENTE PERSONAL DE LA OMS TAMBIÉN REVISÓ LOS BORRADORES DEL MÓDULO

Oficinas regionales y nacionales de la OMS
Cherian Varghese, Oficina Nacional de la OMS de India

Oficina central de la OMS
Rebecca Harding
Christine MacNab
Iqbal Nandra
Armando Peruga
Luminita Sanda
Cecilia Sepúlveda
Kristine Thompson
Maria Villanueva

GRUPO TÉCNICO DE LA OMS SOBRE EL CÁNCER

Los miembros del Grupo Técnico de la OMS sobre el Cáncer y los participantes en la primera y segunda Reunión del Grupo Técnico sobre el Cáncer (Ginebra, 7 a 9 de junio, y Vancouver, 27 y 28 de octubre de 2005) facilitaron una valiosa orientación técnica sobre el marco, el desarrollo y el contexto de la publicación en conjunto *Control del cáncer: aplicación de los conocimientos; guía de la OMS para desarrollar programas eficaces*.

Baffour Awuah, Hospital de Enseñanza Komfo Anokye, Ghana
Volker Beck, Deutsche Krebsgesellschaft e.V, Alemania
Yasmin Bhurgri, Registro de Cáncer de Karachi y Universidad Aga Khan de Karachi, Pakistán
Vladimir N. Bogatyrev, Centro de Investigación Oncológica de Rusia, Federación Rusa
Heather Bryant, Consejo del Cáncer de Alberta, División de Información y Salud de la Población, Canadá
Robert Burton, Oficina Nacional de la OMS de China, China
Eduardo L. Cazap, Sociedad Latinoamericana y Caribeña de Oncología Médica, Argentina
Mark Clanton, Instituto Nacional del Cáncer, EE.UU.
Margaret Fitch, Sociedad Internacional de Enfermeras de Atención Oncológica, Toronto, y Centro Regional del Cáncer Sunnybrook, Canadá
Kathleen Foley, Memorial Sloan-Kettering Cancer Center, EE.UU.
Leslie S. Given, Centros de Control y Prevención de Enfermedades, EE.UU.
Nabiha Gueddana, Ministerio de Salud Pública, Túnez
Anton G.J.M. Hanselaar, Sociedad Holandesa del Cáncer, Países Bajos
Christoffer Johansen, Instituto Danés de Epidemiología del Cáncer, Sociedad Danesa del Cáncer, Dinamarca
Ian Magrath, Red Internacional para la Investigación y Tratamiento del Cáncer, Bélgica
Anthony Miller, Universidad de Toronto, Canadá
M. Krishnan Nair, Centro Regional del Cáncer, India
Twalib A. Ngoma, Ocean Road Cancer Institute, República Unida de Tanzanía
D. M. Parkin, Unidad del Servicio de Ensayos Clínicos y Unidad de Estudios Epidemiológicos, Inglaterra

POLÍTICA Y ABOGACÍA

Julietta Patnick, Programas de Tamizaje de Cáncer NHS, Inglaterra
Paola Pisani, Centro Internacional de Investigaciones sobre el Cáncer, Francia
You-Lin Qiao, Instituto del Cáncer, Academia China de Ciencias Médicas y Union Medical College de Pekin, China
Eduardo Rosenblatt, Organismo Internacional de Energía Atómica, Austria
Michael Rosenthal, Organismo Internacional de Energía Atómica, Austria
Anne Lise Ryel, Sociedad Noruega del Cáncer, Noruega
Inés Salas, Universidad de Santiago, Chile
Hélène Sancho-Garnier, Centro Val d'Aurelle-Paul Lamarque, Francia
Hai-Rim Shin, Centro Nacional del Cáncer, República de Corea
José Gomes Temporão, Ministerio de Salud, Brasil

Otros participantes
Barry D. Bultz, Centro de Cáncer Tom Baker y Universidad de Calgary, Canadá
Jon F. Kerner, Instituto Nacional del Cáncer, EE.UU.
Luiz Antônio Santini Rodrigues da Silva, Instituto Nacional del Cáncer, Brasil

Observadores
Benjamin Anderson, Centro de Salud de la Mama, Escuela de Medicina de la Universidad de Washington, EE.UU.
Maria Stella de Sabata, Unión Internacional contra el Cáncer, Suiza
Joe Harford, Instituto Nacional del Cáncer, EE.UU.
Jo Kennelly, Instituto Nacional del Cáncer de Canadá, Canadá
Luiz Figueiredo Mathias, Mathias, Instituto Nacional del Cáncer, Brasil
Les Mery, Agencia de Salud Pública de Canadá, Canadá
Kavita Sarwal, Estrategia Canadiense para el Control del Cáncer, Canadá
Nina Solberg, Sociedad Noruega del Cáncer, Noruega
Cynthia Vinson, Instituto Nacional del Cáncer, EE.UU.